# MAKYAJDA SİHİRBAZLIK NUMARALARI

# MAKYAJDA SİHİRBAZLIK NUMARALARI

**Yazan:** Ayşenur Yazıcı
**Yayın Yönetmeni:** Meltem Erkmen
**Düzenleme:** Nergis Şannan
**Kapak Tasarım:** Pınar Kazma
**Fotoğraflar:** Orhan Cem Çetin
**Film-Grafik:** Ebru Grafik
**Baskı-Cilt:** Melisa Mücellit

1. Baskı: Aralık 2004, İstanbul

ISBN: 975 331 673-9



Melisa Matbaası:
Çiftehavuzlar Yolu Acar Sitesi No:4 Davutpaşa / İstanbul
Tel: 0212 480 07 75 - 670 97 29

**Yayımlayan:**
Epsilon Yayıncılık Hizmetleri Tic. San. Ltd. Şti.
Osmanlı Sk. 24/4 80090 Taksim/İstanbul
Tel: 0212 252 38 21 pbx Faks: 252 47 29
İnternet adresi: www.epsilonyayinevi.com
e-mail: epsilon@epsilonyayinevi.com

**Genel Dağıtım:**
Yeni Çizgi Yayın Dağıtım Ltd. Şti.
Gürsel Mah. Alaybey Sk. No: 7
Kağıthane/İstanbul
Tel: 0212 220 57 70 pbx Faks: 222 61 55
**İnternet adresi ve online alışveriş: www.yenisayfa.com**

# MAKYAJDA SİHİRBAZLIK NUMARALARI

Ayşenur Yazıcı

epsilon

Teşekkür etmem gereken tatlı melekler var…

Bu kitap bir teknik kitabı ve görsel olarak her şeyi size doğru aktarabilmek için resimlere ihtiyacımız vardı. Gönüllü modelim olan iki arkadaşıma; Türkiye'nin en güzel arkeoloğu Derya Alamdar'a, inanılmaz ışıklı bakışlarıyla gözleri Türkan Şoray'ın gözlerini anımsatan Bahar Güler'e çok teşekkür ediyorum. Ayrıca özellikle başörtülü olup nasıl makyaj yapacağını bilmeyen hanımlara makyajı anlatabilmem için, eşarp koleksiyonu kullanmama izin veren Aker eşarplarına yürekten teşekkürler.

# İÇİNDEKİLER

## II. BÖLÜM

# ÖNSÖZ

**Ünlüleri hiç makyajsız gördünüz mü?** Ya da sizce "dayanılmaz güzel" dediğimiz bir star sabah yataktan kalktığında ne kadar sıradan, soluk ve bezgin ifadeli olabilir? Sakın bana estetik cerrahi sağ olsun demeyin! E, tabii ki bazı kusurları gidermek ve yüz orantılarını mükemmele yakınlaştırmak için cebinde **parası** ve **cesareti** olanların en sık başvurdukları yöntem bu.

Cesaret deyince abartmıyorum! Ağzı bir yana çekik, gözleri eşit büyüklükte olmayan, burun delikleri yamuk kaynamış, dudakları arı sokmuş gibi şiş ve taş devri insanı gibi yanakları tepecikler oluşturmuş, geri dönüşü olmayan o kadar "**birbirinin aynı**" kadınlar var ki...!

Ancak iş orantıları eşitlemekle de bitmiyor.

Güzellik bir bütündür. Renk, şekil, kemik yapısı ve ten rengi, karakterle de örtüşmeli ve bunun da değişmez kuralları var.

İşte bu kitap sihirbazlık numaralarını, makyaj üçkâğıtlarını size sunmak için yazıldı.

Her sayfada kendinizi daha "**star**" yapmak için gereken tüm profesyonel uygulamaları bulacaksınız.

Yaşınız kaç olursa olsun, cebinizde ne kadar para olursa olsun, yüzünüzü, başkalarına benzemeden, bir "kalıp kadın" olmadan en güzel ve uyumlu hale getirebilirsiniz.

Bunun için yapmanız gereken tek şey, kitabın ilk sayfasını açıp aynayı karşınıza koyarak yüzünüzü incelemeye başlamak!

Her sayfa size **renk**, seçim, **kusur örtmek,** hoş olan her yanınızı daha da **çekici** hale getirmek için yüzlerce önemli ve uluslararası sihirbazlık numarasını öğretecek.

Kolay gelsin!

Her türlü sorununuz için
aysenuryazici@epsilonyayinevi. com
adresine ileti yollayabilirsiniz...
Daha ne istiyorsunuz? En güzel sizsiniz.

Hangi yaşta olursanız olun, bu kitabın her sayfasını kendinizi yeni baştan keşfederek çevirecek ve çok eğlenerek son sayfaya kadar büyük bir zevkle okuyacaksınız. Bir yemek kitabı gibi, değişmeyen tatları ve kurallarına her ihtiyacınız olduğunda açacak ve makyaj konusunda bir profesyonel kadar ustalaşacaksınız. Çünkü uyguladıkça eliniz usta olacak.

Makyaj da tıpkı **yemek pişirmek gibi** belli **değişmez kuralları** olan bir yapımdır. Nasıl ki her yemeğin önce soğanı kavrulur, makyajın da değişmez kuralları vardır ve "güzellik" için orantı şarttır, bu değişmez!

Kitapta boğucu ayrıntılara girmedim. Çünkü siz bu verilerle mükemmel işler yaratabilirsiniz. Lateks maddesiyle takma burun yapmak ya da bir yüzde plastik makyajla yara izi oluşturmayı bilmek günlük hayatta hangi kadının işine yarar ki?

Aynaya bakıp kendinizi yeniden sevmeye başlarken yanınıza bir arkadaşınızı da almanızı tavsiye ediyorum. Çünkü bazen biz kadınlar aynada kendimize bakarken haksızlık edebiliyoruz! Gözlerinin ya da dişlerinin ne kadar güzel olduğunun farkında olmadan, kaşlarının neden seyrek olduğunu kafasına takan o kadar çok kadın var ki!

Makyaj uygulamalarına bir kız arkadaşınızla devam edin. Onunla beraber aynaya baktığınızda, hem orantılar hem renk seçimi konusunda kendinize haksızlık edemeyeceksiniz. Birbirinize gözlemlerinizi iletmeniz, sağlıklı kararlar almanıza yardım edecek. Hem de çok eğleneceksiniz!

Her bölümü bitirdiğinizde birbirinize makyajda öğrendiklerinizi uygulamayı ihmal etmeyin. Fırçanın hareketleri, farı yayabilmek, gölgeleri doğru oturtabilmek için bol çalışma yapmanız gerekecek. Bir gün gelecek, kitap bittiğinde yaptığınız makyaja siz de şaşacaksınız!

# BİRİNCİ BÖLÜM

# I. YÜZ ORANTILARI

Saçlarınızı arkaya toplayın, yüzü açın...

Aynayı karşınıza koyun, ya da bir fotoğrafınızı... Yüzünüz üç bölümden oluşur. Alın, orta yüz ve alt yüz.

Bu üç bölüm **ideal yüzde** birbirine eşittir. Alında saçlarınızın başladığı yerden kaşlarınızın başlangıç yerine kadar olan bölüme: **ALIN** bölümü diyoruz. İkinci bölüm kaşların başlangıç yerinden burnun kanatlarının olduğu yere kadar olan bölümdür. Buraya da **ORTA YÜZ** diyoruz. Burun kanatlarından çenenizin bittiği yere kadar olan bölümse: **ALT YÜZ** olarak adlandırılıyor.

Kendi yüzünüzü inceleyin. Hangi bölüm diğerlerine göre daha kısa ise o bölümü makyajda daha aydınlık bir tonla renklendireceğiz. Yani, fondöteninizi iki ayrı renkte alacak ve dar bulduğunuz bölüme açık renkte olanı uygulayacaksınız.

(Yüz şekillendirme ve ten konusu ileride detaylarıyla anlatılıyor.)

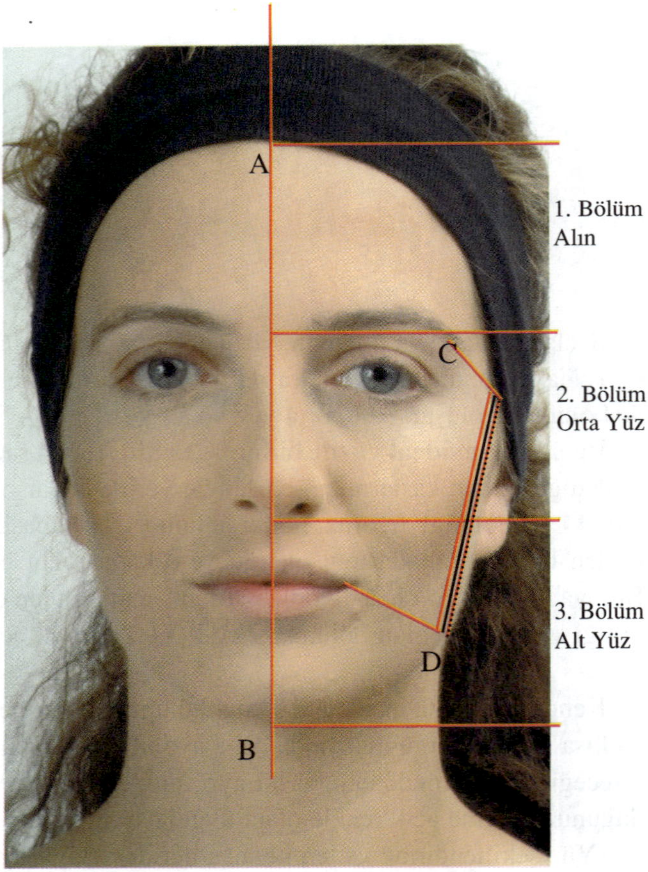
A
1. Bölüm
Alın
C
2. Bölüm
Orta Yüz
3. Bölüm
Alt Yüz
D
B

- Yüzünüzü çok uzun buluyor, daha kısa ve oval yapmak istiyorsanız ALIN+ALT YÜZ bölümlerine koyu olan fondöteni uygulayacaksınız.

- Uzun bir yüzünüz varsa uzun ve düz fönlü saç modellerinden kaçının. Kâküllü, alnı kısmen gizleyen ve çenenin tam hizasında ya da 3-4 parmak altında biten küt şekilleri tercih edin. Koyu saç renginden kaçının, dalgalı, bukleli, neşeli formları tercih edin. Sonuca siz de şaşıracaksınız.

- Köşeli, çene kemikleri vurgulu bir yüzünüz olduğunu düşünüyorsanız: Yüz şemasında belirtilen C-D hattının içinde kalan bölümü koyu fondötenle ya da terra-cota ile gölgeleyebilir, yüze daha oval bir yapı kazandırabilirsiniz. Köşeli yüzlerde ağırlığı göz makyajına verirseniz, dikkat köşeli kemik yapısından uzaklaşacaktır.

- Yüzünüzü çok yuvarlak buluyorsanız: Yüz şemasında gördüğünüz A-B hattını, alından başlayarak çenenin bitim tümseğine kadar ışık renkle aydınlatıp (açık fondöten kullanarak) daha uzun bir yüz yaratabilirsiniz.

Kaş bitim çizgisini, aşağıda kaş konusunda önerilen "ideal orantıdan" daha kısa tutun ve sedefli allıktan kaçının. Yuvarlak yüzlerde, allık konusunda önerilen ideal noktadan daha yukarıda, elmacık kemiğinin üstüne allık sürülür. Bu, yüzün tümsek noktasını daha yukarı taşıdığından, yüzünüz ovalleşir. Daha uzunmuş gibi görünür.

Yuvarlak yüzlerde yanakları kısmen kapatan ya da yanak üzerine gelen perçemli modeller seçilmelidir. Kafanın tepe noktasını da krepe ya da kabarık bir saç formuyla yükseltirseniz yuvarlak yüzünüz çok daha uzun ve oval görünecektir. Kıvırcık modellerden kaçının. Topuz konusunda ısrarcıysanız, mutlaka yüzünüzü iki yandan kamufle edecek uzun, yanak üstü perçemleri bırakmayı unutmayın.

**Dar** ya da **geniş** olan bölümü belirlediniz. Ten konusunu incelerseniz, fondöten sürerken bu bölümlerin nasıl gölge ve ışıkla daraltılıp aydınlatılacağını görebileceksiniz.

Şimdi yüz bölümleri şemasına bakın ve kendi resminizde nereleri değiştirebileceğinizi not edin. Ten konusunu işlerken bu gözlem notlarınıza bakarak ışık-gölge oyunları yapacaksınız

Şimdi sıra kaşlarınızın nerede başlayıp, nerede bitmesi, nerede kavis yapması gerektiğini bulmakta.

# KAŞLAR

## KAŞ UZUNLUĞU

Burnun kenarına **A**, gözün bitim noktasına **B** diyoruz.

Kaleminizi bu iki nokta üzerine koyun. Kalemin kaşınızla kesiştiği yer, **C** noktası, kaşın bitmesi gerektiği yerdir. **Kaş kısa ise** buraya kadar toz pudra ile tamamlayıp uzatın, uzun ise C'de bitecek kadar kaşınızı alın. Şimdi kaşın **başlaması gereken yer** nerede olmalı bakalım:

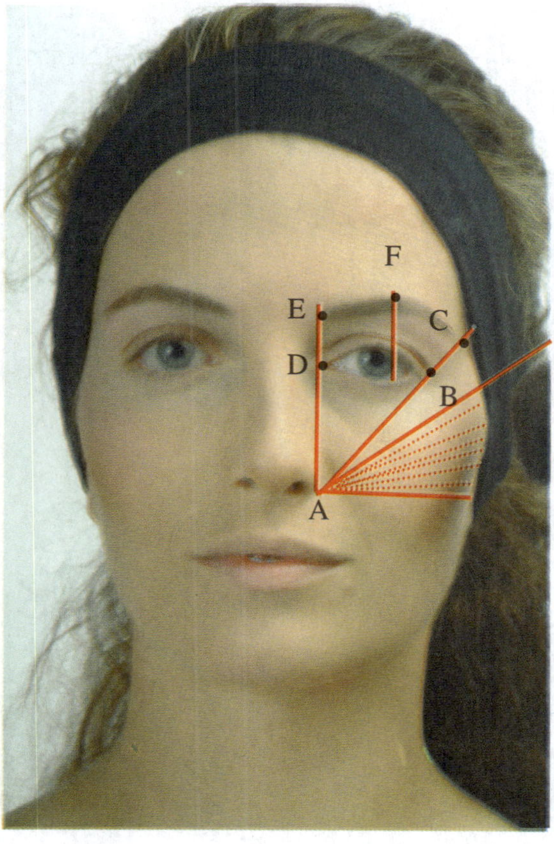

**A-D** noktalarını bir kalemi yüzünüze paralel tutarak birleştirin.

**E** noktası, kalemin kaş başı ile birleştiği yerdir. Kaşın bu noktadan başlaması gerekir.

Fazla kalan bölümü cımbızla alın, **eksikse** toz pudra farla tamamlayın.

Kaşın bir yükselti yapıp **kavis çizmesi gereken** nokta, (**F** noktası) bir aynada karşıya bakarken gözün renkli bölümü olan irisin dış kenarının olduğu yerdir. İrisin dış kenarının üstünde kaş **kırılma noktası** yapmalıdır.

## KAŞ ALINIRKEN

- Gözkapağı hassas ve derisi ince insanlarda kaş alındıktan sonra kıl köklerinde kızarma olabilir.

- Ilık ıhlamur ya da papatya çayına batırılmış pamukla yapılacak 10 dakikalık kompres kızarıklığı alıp gözkapağını dinlendirecektir.

- Kaş alınırken canınız çok yanıyorsa - ki bazı insanların ağrı eşiği düşük olabilir - bir mendil içine koyacağınız buz parçasını 1-2 dakika kaş kemiği üzerinde gezdirin. Hassasiyeti azaltacaktır.

- Kaşların arasında sert ve uzun kıllar varsa, bunları sert ve uzun dişli bir tarakla yukarı tarayıp makasla kesebilirsiniz. (Koparmayın, sadece kesin. )

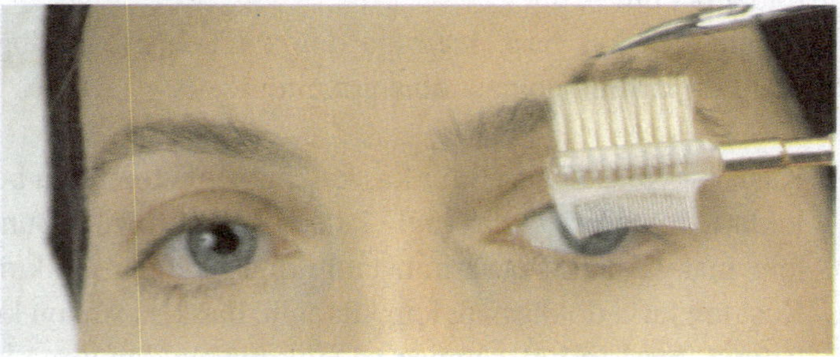

- Kaşlar saç renginizden 1-2 ton koyu olmalıdır

- Eğer saçlarınızı boyuyorsanız, yüz genelinde renk armonisi ve doğallığı yakalamak için kaşlarınızı da mutlaka boyayın. Kızıl saçlı bir hanımın siyah kaşları, sarışın röfleli bir hanımın kahverengi kaşları YAPAY bir ifade verecektir.

- Kaşlarınızı ne kadar inceltirseniz göz ifadeniz o kadar silikleşecektir. Kaş gözün çerçevesidir. Belli bir kavis ile gözün yuvarlağını takip eder.

- Kaş uçlarını şakaklara doğru kaldırırsanız "küstah, seksi ve şeytansı" ifadeniz olur.

- Kaş başını burnun ortasından çok fazla ayırır ve oran kuralına göre almazsanız da "bön, manasız" bir ifade oturur gözlerinize.

- Kaşların kavis yaptığı "kırılma noktası" dediğimiz yer çok önemlidir ve kaşın uzunluğu, genişliği ve kavissiz oluşu yüzün genel ifadesini etkiler.

- Kaşlarınızı alırken, kaş tamamıyle aynı genişlikte devam ederse ve kavis yapmazsanız umursamaz-somurtkan bir ifadeniz olur.
  Bunun için kaş başı, kuyruğa doğru incelmeli ve doğru orantıda kırılma noktası oluşturmalıdır.

- Kaşlar seyrekse pudralı bir kaş kalemi ya da **toz farla** boşlukları doldurun. Asla yağlı kalem kullanmayın. Bunun için makyaj aksesuarlarının tanıtıldığı sayfalara bakınız. Kaşı toz farla doldurmak için küt uçlu, dar kısa fırçayı kullanınız. **Keskin hat** yapmaz ve silik bir renklendirme kıllar arasında gayet **doğal** durur.

# YANAKLAR

Aynayı karşınıza alın ve aşağıdaki oranları kendi yüzünüzde belirleyin:

Kulak üstünü **B**, altını **C**, burnun kenarını **A** noktası olarak düşünün.

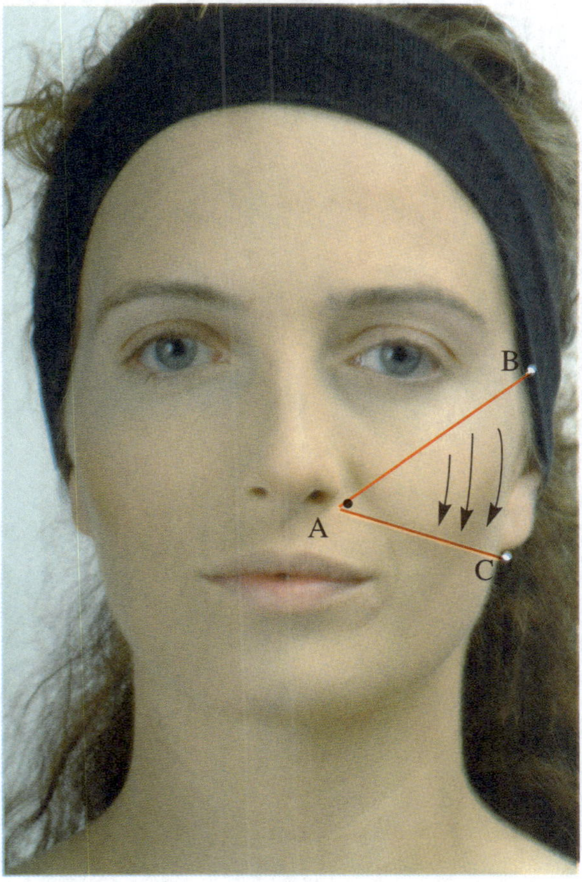

Kalemi **A-B** arasına ve **A-C** arasına yerleştirin. **ABC alanı** her yüzün **ALLIK SÜRÜLEN** bölümüdür.

Tek kural budur ve zaten her yüzde yükselen yanak (elmacık kemiği tümseği) bu bölümde yer alır. Bu bölgede (**ABC üçgeni içi**) renklendirme yapılır.

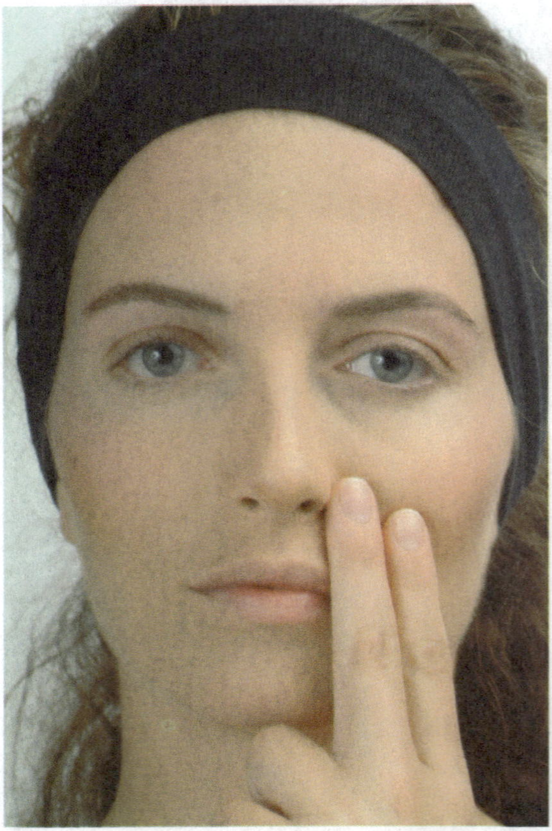

A noktasına 3 cm.'den fazla yaklaşılmaz. İki parmağınızı A noktasının yanına koyun. **Allık buraya taşmamalı**! Kalan bölgede allık rengi bulunmalı.

- Allık buruna çok yakın olursa doğallığını yitirir, "boyanmış"lığı öne çıkar. Bu da "canlı" bir yanaktan çok "boyalı" bir yanak demektir.
  Makyajda da amaç doğallıksa bu kurala dikkat etmeniz gerekiyor.

- Allık sürerken, fırçayı A-C doğrultusu üzerinde hareket ettirirseniz allık lekeli olur. Yüzdeki tüylerin çıkış şekline göre toz allığı B-C doğrultusunda yukarıdan aşağı doğru sürmelisiniz.

- Toz allığı sürdükten sonra renk gözünüze yoğun gelirse, sakın elinizle dağıtmayın. Yine leke yaparsınız. Toz pudra yardımıyla rengini açın ya da hafifletin.

- Allık sürdükten sonra birçok kadın fırçayla burnun ucuna, çeneye ve alına da renk verir.

- Bu işlemi yaparken fırçayı tekrar allığa sürerseniz burnunuz çeneniz ve alnınız güneşle kızarmış, şiş bir surat gibi görünür.

- Hafif bir renk bütünlüğü sağlamak için allık fırçasında kalan rengi aşağıdaki bölgelerde gezdirebilirsiniz. Ama lütfen bu işi banyoda değil, gün ışığında yapın. Normal ışığa, dışarı çıktığınızda alkolden burnu yüzü kızarmış bir bayan görüntünüz olmasın…

# ALLIK DOKUNUŞLARI

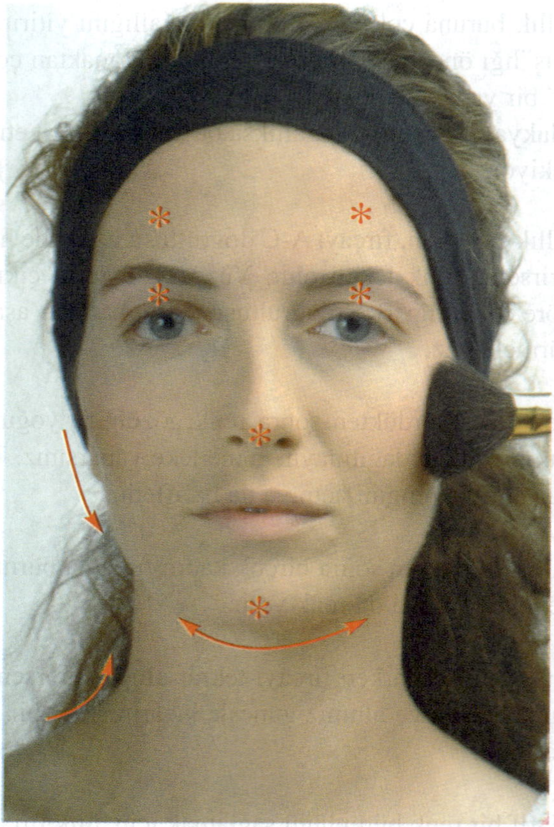

- Allığın amacı suratın teninde "**koşmuş da pembeleşmiş**" gibi renkli bir canlılık yakalamaktır. Bunun için elmacık kemiğinin üzerinde hesaplayacağınız **ABC** alanına **LÜTFEN** kahverengi tonu allık **ASLA** kullanmayın.

- Kahverengi ve bronz tonlu allıklar, sadece **A-C** hattı üzerinde, **YANAĞA BİR ÇUKUR** kazandırmak için kullanılır.
Eğer yanaklarınız tombul ise onları daha da çıkık göstereceğinden böyle bir '**bronz -gölge**' çukura ihtiyacınız olmayacaktır.

- Elmacık kemiği yeterince çıkık olmayan yüzlerde, A-C hattında bronz tonlarda bir gölgeleme yaparak yanağı daha tümsekçe gösterebilirsiniz... A-C hattını bronz-kahve, ABC alanını da şeftali rengi bir allıkla renklendirdikten sonra, iki tonun birbirine harmanlanması için birleşme yerine boş bir fırçayla süpürme hareketi yapınız.

- Allık fırçanızı ayda bir sabunlu suyla yıkayıp baş aşağı sarkıtarak kurutun. Kılları dökülmez ve bakteri üremez.

- Bronz renkte pudra allığı (terra-cota diye de adlandırılır), iri yüzlerde yüz kemiği çevresine dokundurarak çehrenin daha küçük görünmesini sağlayabilirsiniz.

- Kulak memelerine ve kaş altına da ufak bir allık dokunuşu yüzünüzü daha canlı gösterir.

- Allığınız kırıldıysa ve atmaya kıyamıyorsanız tamamını havanda ezerek toz haline getirebilir, bir tuzluk içine koyarak fırçayla kullanabilirsiniz.

- Yüzünüz yuvarlaksa, allığı daha şakaklara doğru ve elmacık kemiğinin üstüne taşacak şekilde kullanın.

- Yüzünüz uzun ise allığınızı şemada gösterilen ideal noktada fazla şakaklara çıkmadan kullanın.

Makyaja başlamak için oturduğunuzda fırça, far, sünger, pudra, ponpon ve tüm gerekli malzemeyi rahatça koyabileceğiniz bir yere yayın. Minik bir makyaj çantasının içine tıkıştırılmış fırçalar ve dağınık malzeme rahat çalışmanıza izin vermez ve özensiz iş çıkarırsınız.

Sırasıyla: önce TEN, sonra KAŞLAR, ardından GÖZLER, en son da YANAKLAR ve dudaklar renklendirilir. Makyaja gözlerinizi boyayarak başlarsanız kaş yapınız eşitlenmediğinden, ten henüz kusurlu göründüğünden doğru ayrıntı yakalayamazsınız. Ya allığınız fazla kaçar, ya gözleriniz az renklendirilmiş çıkar. Sonuçta **bu sırayı takip ederek makyaj yapmanız** en doğru yolu, yanlışsız izlemeniz içindir.

# TEN

Makyajın başarısının büyük bölümü "tende", yani cildin pürüzsüz, canlı ve doğal görünümünde gizlidir. Leke leke, kalınlaşmış, bakımsız, pürüzlü bir ciltte istediğiniz kadar güzel makyajlı gözleriniz olsun, bir fon bütünlüğü yakalanmadığından çabalar boşunadır.

Bunun için önce cilde uygun bakım yapmalısınız ve her makyajdan önce mutlaka nemlendiricinizi sürmelisiniz.

Çoğu firma, fondötenin kalıcılığını artıran, cilde daha iyi tutunmasını sağlayan cildin hava almasına özen gösteren, fazla yağ salgısını bile emerek dengeleyen çeşitli yapıda nemlendirici hazırlamıştır. Nemlendiriciyi sürüp, 1-2 dakika bekledikten sonra makyaja geçin.

*Önce:*

Fondöteni doğru sıvılıkta ve doğru renkte seçmelisiniz. Bu renge karar vermek ve parfümerideki ışıkların sizi yanıltmaması için gün ışığında denemenizi ve el üstünde değil, doğrudan yüzünüzün bir bölümünde rengi test etmenizi öneriyorum. Cildinizden **bir ton açık** fondöten idealdir.

Düzeltilecek çukur ve çıkıntıları lekesiz kapatmak için fondöteni ıslak süngerle yaymanız gerekir.

Fondöten rengine uygun bir toz pudra ile cilde sabitleyin. (Direkt pudra uygulanan ciltte ancak bir saatlik bir matlık sağlayabilirsiniz. )

Yüzün çene ve saç başlangıç yerlerindeki fondötenin geçişlerini iyice dağıtmak ve leke ya da maske şeklinde bırakmamak durumundasınız.

Makyaja fondöten uygulanarak başlanır. Önce gölge-ışık oyununuz varsa bunları belirlersiniz, ardından cilt renginize **uygun** fondöteni süngerle yüze küçük dokunuşlarla yayarsınız. Sı-

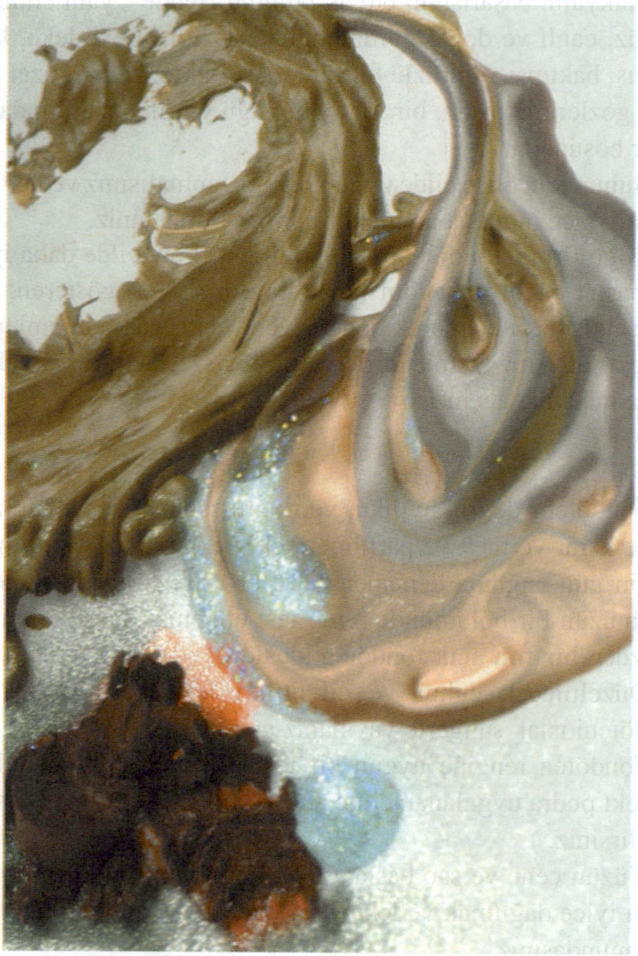

vı renklendirici dediğimiz "fondöteni" cilde mercimek büyüklüğünde, birkaç bölgeye koyduktan sonra, yüzdeki tüylerin istikametine hareketlerle eşit yayın. Çene altından boyuna doğru olan bölüme süngeri dokundurarak, rengin teninize geçişini doğallaştırın.

Sonra toz pudra ve ponpon yardımıyla tüm yüzü matlaştırmalısınız.

Nemlendiriciler arasında mucizevi etkileri olanlar da var! Mesela **yağlı ciltler** için içinde nişasta olan nemlendirici sayesinde cilt tüm gün parlamaz. Yağ emilir. **İnce çizgileriniz** varsa, cildi gerici dolgunlaştırıcı etkisi olan bir baz seçebilirsiniz. Önemli bir davet için gençleşmek ve en az altı saat öyle kalmak istiyorsanız, deriyi taptaze ışıldatan ampul nemlendiriciler imdadınıza yetişir.

## SEÇİM İÇİN

Fondöten seçiminde cildin yapısı çok önemlidir. Fondötenin kalıcılığı buna bağlıdır. Uzmana mutlaka danışıp yeni yapıdaki renkleri deneyin. Ama bilmeniz gereken ve hiç değişmeyen kurallar şunlar

- Cildiniz karma ya da yağlı yapıdaysa pudralı fondötenler sizin içindir.

- Pompalı olanlar kapağı açma kapama derdinden sizi kurtarır. Pratiktir. Pompa tıkanırsa, sıcak su dolu bir bardağa pompayı daldırıp bir saat kadar bekletin. Çıkarıp durulayın, takın.

- İçinde uygulama süngeri de olan, "Pat" dediğimiz kutu fondötenleri tercih ediyorsanız yağlı ciltler için olandan seçin.

- Yüz ısısına ve ışığa bile duyarlı, içinde ışık yansıtıcı mikro-yansıtıcılar bulunan fondötenler ışığı yüzünüzde hapsetmek için sizi bekliyor.

- Renkli nemlendiriciler ile fondöteni birbirinden ayırt edin! Renkli nemlendiriciler çok şeffaf (varla yok arası) bir cilt rengi vermek içindir. Çil, leke, ve cilt pürüzlerini örtmezler. Daha çok genç kızlar ve cildinde problemi olmayanlar için üretilmiştir. Koruma amaçlıdır; renk verme amaçlı değil.

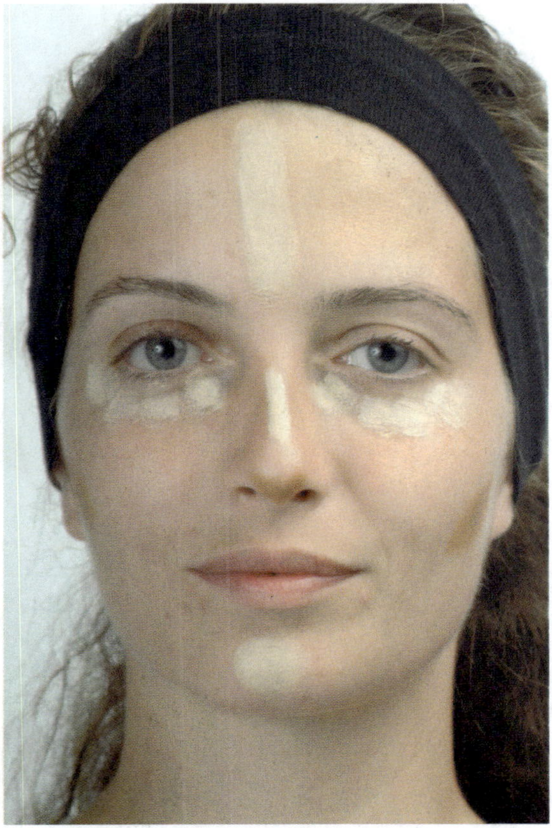

Işık ve gölge tonlarını yüzünüze yerleştirin.

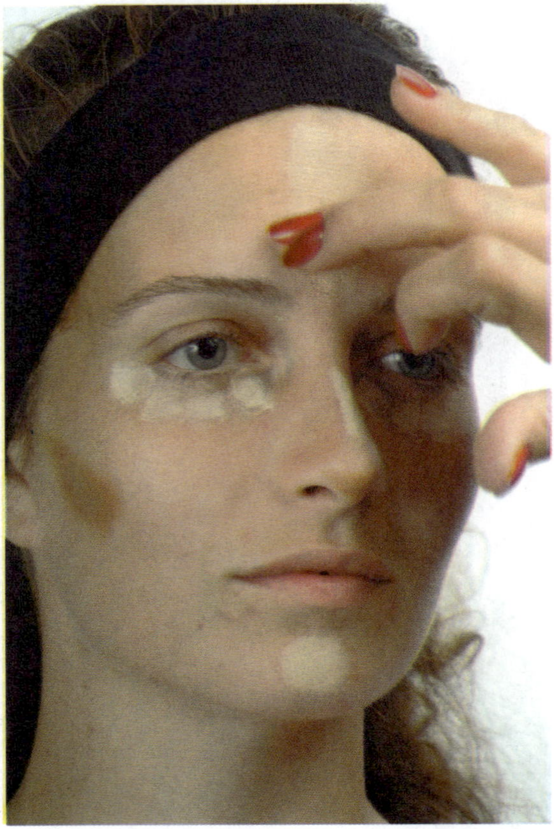

İki tonu fondöteninizle birbirine yedirin.

## YÜZÜ GÖLGELENDİRME

Gölge fondöteniniz 2 ton koyu, ışık fondöteniniz 2 ton açık olmalıdır. Yüzünüzde önce, yukarıdaki şemada gördüğünüz şekilde çukur ve tümsekleri belirleyin. Sonra cilt renginize uygun seçtiğiniz esas fondöteninizle tüm renkleri küçük dokunuşlarla yedirin.

Bunun için avcunuza baz fondöteni koyun, nemli süngeri batırın... Gölge ve ışıkların olduğu yerlerdeki renkleri silikleştirerek yüze yedirin.

## PUDRA

Toz pudra fondöteni yüze sabitlemek, parlamayı önlemek içindir. Şeffaf pudra seçin. Böylece her mevsim değiştikçe koyulaşan ve açılan ten renginize uygun ayrı renk pudra almaktan kurtulursunuz.

Toz pudrayı ponpon yardımıyla yüzün tamamına uygulayın. Burun kanatları ve çene çukurunda pudralanmamış yer kalmamasına özen gösterin. İlk yağ çıkaran bölgeler buraları olduğundan gün içinde rötuş gerektirir.

**Taş pudra**, gün içinde rötuş yapmak, parlayan yerlere yeni matlık vermek için tasarlanmıştır. Fondötenin üzerine **direkt taş pudra** uyguladığınızda hem kalın hem lekeli bir tabaka oluşur.

Demek ki, ilk pudralama her zaman **toz pudra** ile yapılmalıdır.

Dilerseniz göz altlarına daha açık kırık-beyaz renk pudra uygulayabilirsiniz. Bunu geniş fırça yardımıyla yapın. Geniş pudra fırçasıyla yüzdeki fazlalığı süpürün. Göz altı için kırık beyaz renkte kullanılan bu açıcı pudralama işini ciddiye alın. Eğer göz altları fazla beyaz görünürse tıpkı bir **baykuş gözü** yaratmış olursunuz –ki bir zamanlar Türk filmlerinde bazı aktrisler bunu abartmıştı, şimdi seyrederken bu badana yapılmış gibi duran göz altı torbalarına gülüyoruz.

Pudralama işi bittikten sonra, kaşlardaki pudra atıklarını fırçayla temizleyin, Saç diplerine ya da yüzün saçla birleştiği noktalara fondöten bulaşmışsa bir diş fırçasıyla süpürün.

Yüzünüz kaş makyajına hazırdır.

Ardından allık, göz ve dudak sırasıyla renklendirilir.

## FONDÖTEN HAKKINDA BİRKAÇ TÜYO

- Fondöteni nemli bir süngerle uygulayın. Hem deri üzerinde daha ince dokulu, doğal olur hem tende daha iyi erir.
- Gece için pembe tonlu, gündüz için bej tonlu 2 fondöten edinin.
- Gece ışığı sarımtrak olduğundan, pembe tonlu olan tondöten seçin. Capcanlı bir teniniz olur. Bilhassa mum ışığında!
- İki ayrı fondöten için süngerin iki ayrı ucunu kullanabilirsiniz.
- Pudradan önce, elmacık kemikleri, kaş altı tümseği, alın ortası ve çene çıkıntısı üzerine içinde sedef bulunan fondöteni minik dokunuşlarla uygularsanız gece makyajında mükemmel bir kemik yapısı ortaya çıkar.
- Fondöten cilde zarar vermez! Zararlı olan iyice temizlemeden cildi gece uykusuna bırakmaktır!
- Fondöten sürüp, pudralamanıza rağmen cildinizde kalıcılığı sağlayamıyorsanız mineral su spreyi deneyin. Ten makyajı bitince yüzü sis bulutu gibi spreyleyin ve kuruyana kadar 1-2 dakika mimik yapmayın. Kuruduktan sonra kaş ve göz makyajına geçebilirsiniz.

- Cildiniz pürüzlü ya da sivilceliyse koyu renkli fondötenlerden ve terra-cota denen bronz pudradan kaçının. Çukur ve sivilceler daha da belirginleşir.
- İki fondöteni avucunuzda karıştırarak cilt tonunuza göre yeni bir renk elde edebilirsiniz.
- Makyajı pudralanarak bitirilmiş bir tene asla fondöten uygulamayın. Kalın tabaka ciltte topaklanır, leke leke olur cildiniz. En doğrusu silip, yeniden fondöten ve pudra işini tamamlamaktır.
- Fondöten satın alırken, üşenmeyin ve gün ışığına çıkıp yüzünüzün bir bölümünde deneyin.

## BRONZ OLAYIM DERKEN NELER TERS GİDER? SEÇİM SİZİN

İkinci Dünya Savaşı'ndan sonra yeniden süslenmeye hevеslenen kadın imajına bir yenilik getirmek için "bronz ten" ortaya çıkarıldı. Tüketilmesi gereken petrol türevleri güneş yağları için bir moda icat edildi! Christian Dior, Chanel gibi kadınların **tek imaj danışmanı** olan moda kökenli kuruluşların o zamana dek "makbul" diye işaret ettikleri "beyaz tenli" kadının yerini yanık tenli, marsık gibi kadınlar almalıydı artık! Bunun bedelini ciltler çok ağır ödedi. Şimdi her ne kadar güneşin zararlı etkilerini bertaraf eden filtreler ve doğal hammaddeler içeriklerine konulsa da, bir nesil kanserli ırk çıkmadan bu pek önemsenmedi. Güneş ışınlarına karşı **kendini savunmak için derinin kendi üretimi** olan bu renk pigmentleri üst tabakaya koyu bir renk oluşturmak için toplandığında buna bronzluk dendi. Oysa bu, derinin imdat çığlığıdır. Işının ona daha fazla zarar vermemesi için koyduğu bir kalkandır. Cilt, her yanışında elastikiyetinden ve diriliğinden kaybetti! Yaşlanma hızlandı...

Çünkü tıpkı bir tavada yağı kızdırıp içine balıkları attığınız andaki **yanış** ve **su kaybı**; elastikiyeti veren doku proteinlerinin tıpkı bir **lastik ip gibi** ısıya tutuluşu ve gevşemesiydi bu! Bir ay içine yayılarak yapılması gereken güneş banyolarının ve oluşan bronzluğun 15 günlük tatilde olması, sürecin eziyet şekline dönüştürülmesiyle "**buruşuklar orduları**" oluştu! Neler denenmedi ki? Kolalı içeceklerle karıştırılan tentürdiyottan tutun da, saf zeytinyağına kadar her şey denendi...

Kadınlar 30 yaşındayken **hırpalanan** derileriyle 40 yaşında gibi görünmeye başladıklarında, bronzluğun güneşe çıkmadan nasıl kazanılacağını düşünür hale geldiler. Tabii kozmetologlar da! Çünkü yıpranmış deriyi bir ay içinde eski haline döndürecek mucize (!) krem yoktu ve doğanın dengesini bozup tekrar hiçbir hasar olmamış gibi yerine koymak sanıldığı kadar kolay değildi. Güneşle sıkı fıkı olmanın sonunda cilt, belli bir süre sonra daha sportif, daha canlı, (şiştiği ve kızardığı için) daha çekici bir renk alıyor; ardından su ve esneklik kaybıyla buruşan yüze güzellik katmak için makyaj işe yaramıyordu!

Bronzlaştırıcı pudralar, üst derinin ölü hücre tabakasını bronz renge boyayan krem ve spreyler, solaryum inatla "koyu ten"e bağlı kalmaya çalışan kadınların hizmetine sunulan en büyük kozmetik nimetler oldu.

Bu bir makyaj kitabı olduğundan cilt ve fonksiyonları üzerine detaya girmiyorum ama, **bronzluğun makyaja ait konusunu** açıklamam için bu ürünleri anlatırken temel hikâyesini de bilmeniz gerektiğini düşündüm.

Siz de bronzluğu beyaz tene tercih edenlerdenseniz, **bronz makyajda doğallık için dikkat etmeniz gereken noktalar** var.

Bronzlaştırıcı taş ve toz pudralar **sarı-kiremit** ve **pembe-tarçın** tonu ağırlıklı olmak üzere 2 ayrı tonda üretilir. Sarı-kiremit tonu açık tenliler için, pembe-tarçın koyu esmer ve buğday tenliler içindir. Esmer kadınların tenlerinde fazla sarılık olduğundan pembe ilaveli üretilmiştir. Bilyeler halinde üretilmiş olanları ve içinde minik pırıltılar olanları da vardır. Terra-cota adında kozmetik reyonlarında bulunur.

- Terra-cota'yı mutlaka gün ışığında yüzünüze uygulayın. "Allık dokunuşları resmi"nde izlemeniz gereken yön ve yüz bölümleri ok işaretiyle gösterilmiştir.

- Terra-cota'yı uygularken, geniş, bol tüylü toz pudra fırçasını kullanın. Dar fırçayla **keskin renk lekeleri** yaparsınız ve her yere eşit yaymanız daha zordur.

- Fırçayı her ürüne sürüp yüzünüze uygulamadan önce bir kez elinizin üstüne sapını vurarak silkeleyin. Böylece ürünün fırça üstünde aldığınız en yoğun tozunu, yüzünüze ilk dokundurduğunuz yerde leke yapmazsınız.

- Bronz cilt için yüzünüzü terra-cota ile renklendirmek istediğinizde çene altı, dekolte, boyun ve kulakları da unutmayın.

- Fondötenin ya da renkli nemlendiricinin üstüne doğrudan terra-cota sürmeyin. Yüzü şeffaf pudrayla matlaştırdıktan sonra uygularsanız çok doğal ve lekesiz dağılım olur.

- Bronz tende göz ve dudak için kullanılan renkler de güneş tonlarında olursa gemel renk uyumunu yakalarsınız. Far+allık+ruj seçiminde sakın hepsini kahve-tütün tonunda seçmeyin. Aralarına mutlaka bir somon ya da şeftali tonu katın. Örneğin: Somon ve dore renklerde farı, kahverengi maskara, bakır bir ruj ya da yavru ağzı parlatıcıyla kombine edebilirsiniz. Mavi, yeşil, fuşyadan kaçının!

- Terra-cota'yı asla allık niyetine kullanmayın! Çökük, yorgun, lekeli bir yüz yaratırsınız o kadar.

- İri gözenekli, sivilce izli, tüylü, kemikli ve zayıf, kırışıkları derin bir cildin terra-cota kullanması bu sorunları iyice vurgular. Aynı kural sedefli terra-cota için de geçerlidir! Eğer yüzünüzde kırışıklık ve iz fazlaysa sedefli bronz pudra bunları daha gözle görülür hale getirecektir. Pırıltılı pudrayı sadece elmacık kemiği ve çene üstüne haifif bir dokunuşla kullanın.

- Sedefli ya da ışıltılı bronz pudrayı gece kullanmanız daha uygundur. Elmacık kemikleri, alın tümseği, burun üzeri ve çene sedefli bir parıltıyla güleç ve sağlıklı bir görüntü yaratır. Dikkat: Burnunuz kemikli ve iriyse burun üzerine kullanmayın.

# DÜĞÜNÜMÜZ VAR

Herkesin "en güzel" olması gereken ya da en hoş olmak istediği bir gecesi vardır hayatta.

Nişan, düğün, yılbaşı ya da eş dostla kutlanacak bir özel gün! Böyle geceler için özel hazırlıklarla gerçekten **"EN"** olabilirsiniz. İşte tüyolar:

Mesela gelinler, düğüne bir gün kala cilt bakımına gitmemeliler! Bu bakıma bir ay kala başlanmalı ve cilt ölü hücrelerden arındırılıp, nem ve beslenme dengesi kurulmalı. Neden mi? Çünkü cilt (yaşa göre değişim gösterse de ) yaklaşık 28 günde hücre yenilemesini tamamlar ve sizin sağlık verdiğiniz, nem dengesini kurduğunuz doku yaklaşık bir ay sonra cilt yüzeyinde iyileşimini gösterir. "**Pürüzsüz bir ten güzelliğin temel noktasıdır"**dan yola çıkarak cilt bakımına ait bu konuyu da burada belirtmek durumundayım. Bu nedenle, kollardaki ya da yüzdeki tüyleri almak için, pedikür için son günü beklemeyin. Cildiniz herhangi bir ürüne ya da tüy alınmasına tepki verir de, isilik gibi kırmızı noktacıklarla düğüne bir gün kala başbaşa kalırsanız iyileşmesi için süreniz olmaz! Son dakikada yapılmış bir ayak bakımı, sizi ayakkabınızı bile giyemeyecek durumda bırakabilir. Önemli bir kutlamaya hazırlanırken bakıma ait her şeyi sürprizle karşılaşıp üzülmemek için önceden yapacaksınız.

- Önemli gecelerde içinde hafif bir pırıltısı olan **sedefli** gibi **fondötenler**den kullanabilirsiniz. Ama unutmayın, yanaklarınızın iri olmasından pek memnun değilseniz bu fondöten onları daha da tombul gösterecektir.! Bu durumda yüzünüzün yanak kısmına dökülen perçemler olan bir saç modeli seçeceksiniz ya da sedefli fondöteni sadece alın, burun ve çene üzerinde kullanacaksınız. Bu da, yüzünüzün orta şeridini öne çıkaracağından yanaklarınızı geri plana atacaktır. ( Işık-gölge konusuna bir kez daha göz atın.)

- Renkli toz payetleri kullanmanız için ideal geceler bunlar işte! Kaş tümseğinin altına ya da kaş şeridi boyunca, alt kirpik gölgesi boyunca ıslatılmış bir fırçayla şerit halinde koyabilir; dekolteye, kollara ve sırtınıza toz halinde serpiştirebilirsiniz. Yalnız dikkat edin, yaldıza bulanmış gibi sözü edilen her bölgeye uygulamayın. Parıltı belli 2-3 noktada belirgin olursa ışık sadece o bölgelerde yansıyacak ve gözleriniz ışıl ışıl görünecektir. **Payet seçerken** mavi-kırmızı-mor gibi renklerin altı siyahça durur. Bunlar tende "ben" ya da leke gibi görünebilir. Şeffaf, deniz kabuğu içindeki sedef gibi yanar döner renkler pembe, beyaz ya da sarı ışık verenlerden seçin.

- Aynı toz payetlerden, ojenizin üzerine oje kurumadan da serpiştirebilirsiniz.

- **Sıvı payetler** jöle yahut yağlı bir şeffaf krem içinde de kozmetik reyonlarında bulunur. Bunları saç, vücut ya da ruj üzerine kullanabilirsiniz. **Yüze uygulanmaz.** Makyajlı yüze fondöten ya da far üzerine uygulandığında leke ve makyajda açılma yapar. Kuruduklarında da kepekli bir izleri olur.

- Makyaja başlamadan, cildin neme doymuş olması ve daha diri görünmesi için bir nem maskesi uygulayabilirsiniz. Bu, teni daha canlı ve genç gösterir. **Gece boyu makyajınız sabit kalır**. Vitamin va da kolajen maskelerini sakın önemli kutlama gecesi makyajınızdan önce denemeyin. Alerji riskini unutmayın. Makyajı sabitleyici ampul ve nemlendiricilerden de evinizde acil geceler için bulundurmanızda fayda var.

- Göz altlarınızda torbalanma ya da yorgunluk varsa, en çabuk yatıştırıcı bir buzu daire şeklinde eriyene kadar göz çevresinde dolaştırmaktır. Unutmayın, ılık çay suyuna batırılmış pamukları göz üzerinde bekletmekten yorgun gözlere anında çözüm beklemeyin. **Diyelim ki ağladınız** ve göz kapaklarınız yumuk yumuk şiş! Bir çiğ patatesi rendeleyip, suyuyla beraber katladığınız tülbentin ya da gazlı bezin arasına koyun. Gözlük şeklini verdiğiniz tülbenti gözlerin üzerine bağlayıp arka üstü yatarak 30 dakika bekleyin.

- Gevşemiş cildi özel bir geceye hazırlamak için eski yöntemlerden biri de yumurta akı maskesidir. Gerçi kozmetik sektöründe bu görevi gören **mükemmel maskeler** var ama oldu ki elinizin altında yok, işte tarifi:
  Bir yumurta akını kar haline gelene kadar çırpın. Göz çevresi hariç tüm yüz ve boyuna yayın. Tamamen kuruması gerekmiyor. 15 dakika bekleyip ılık suyla yıkadığınızda cilt daha gergin olacaktır. Bu maske, aynı zamanda **yağlı ciltlerin** yağ fazlalığını bir süreliğine sildiği için makyajlarının da **daha mat kalmasını** sağlayacaktır. Cildiniz yorgun, aynı zamanda çok kuruysa, yumurtayı kar haline getirdikten sonra içine 2-3 damla bademyağı ya da zeytinyağı damlatıp maskeyi uygulayın. Acil durumlar için cildi birkaç dakika içinde dolgun ve gergin yapan kozmetik maskelerden mutlaka banyonuzda bulundurun.

- Diyelim ki bugün özel bir kutlamanız olacak ve **teninizde kırmızı döküntüler var**! Cildi bir an önce sakinleştirmek gerekiyorsa, papatya çayı ve ıhlamur en büyük yardımcınız olacaktır. Kaynamış bir cezve içme suyuna bir çorba kaşığı papatya, bir çorba kaşığı da ıhlamur çiçeği atın. Cezvenin ağzını bir tabakla örtün. Bitkiler dibe çöktükten ve infüzyon ılındıktan sonra, temiz bir tülbenti ya da gazlı bezi bununla ıslatıp yüzünüze yayın. 20 dakika cildin yatışması için bekletin. Nefes almanız için ağız ve burnu açıkta bırakacak şekilde iki ayrı tülbent örtebilirsiniz. Biri çene ve yanakları, diğeri alın, gözler ve burunu örtecek şekilde. Ten yatışınca nemlendirici sürüp makyaja geçebilirsiniz. Unutmayın, cildin kırmızı döküntüler vermesi bir **"ret"** reaksiyonudur. Sebebinin bir kozmetikten mi bir besin maddesinden mi kaynaklandığını mutlaka araştırın. Yatıştırmakla çözümü kökünden halletmek arasındaki farkı görün.

- Özel gecelerde saça ve göğüse takılan **aksesuarların renginin**, yüz makyajında hatırlatılması çok şık bir görüntü oluşturur. Bir toka, çiçek ya da tülün göz alt kirpik dibinde vurgusu yapılabilir. Örneğin: saçta bir pembe gül varsa dudaklara aynı renkte ruj ve parlak payet kullanılması uyumu tamamlar. Açık mavi pırıltılı ya da siyah **taşlı bir saç tokasının**, alt kirpik dibine çekilen sedefli bir mavi payetle hatırlatılması çok özenli bir uyum yaratır.

# II. GÖZLER

İnsanlık tarihi boyunca makyaj denince sadece gözlerin akla gelmesinin ve tüm eski kavim, medeniyet ve insan topluluklarında, savaşırken dahi **gözlerin vurgulanmasının** sebebi iç dünyanın en büyük penceresinin "gözler" olmasıdır.

Tüm duygular gözün şeklini ve bakışını etkiler

Dilinizle söylediğinizi gözünüz onaylamaz ise "yalan"dır. Bunu için bir yüzde, karşı tarafa duygu aynası tutan **en önemli yer** gözlerdir ve gözlerin yanlış boyanmasıyla kendinizi de kötü hissedebilirsiniz.

Sevgi dolu bir insanın makyajla , kin dolu gibi gözüken gözleri olabilir!

İç dünyası kırılgan ve çok **çabuk incinen** bir insanın gözleri yine yanlış makyajla küstah ve **sert** bakabilir.

Bunun için göz makyajı konusunu incelerken renklerin ve gölgelendirmenin kurallarını iyi bilmek gerekir.

Gölge -ışık oyunlarını doğru kullanmayı öğrendikten sonra renk seçmeniz ve rengi kullanmanız daha kolay olacaktır

# GÖLGE-IŞIK

Makyaj gölge ve ışıktan oluşur. Gölge yapılan yer daha **ÇUKUR**, ışık yapılan yer daha **TÜMSEK** görünür. Bunu hiç unutmayın:

**Gölge =çukur**
**Işık = tümseklik**

## GÖLGE

Makyajda gölge için kullanılan renkler **mat**tır, koyu tondur (sedefli farla gölge yapılmaz.)

Bunun için vizon, sütlü kahve, mat gri, toz kömür, kakao, mat yosun, füme lacivert, şarap rengi, kiremit renklerinden far kullanılır.

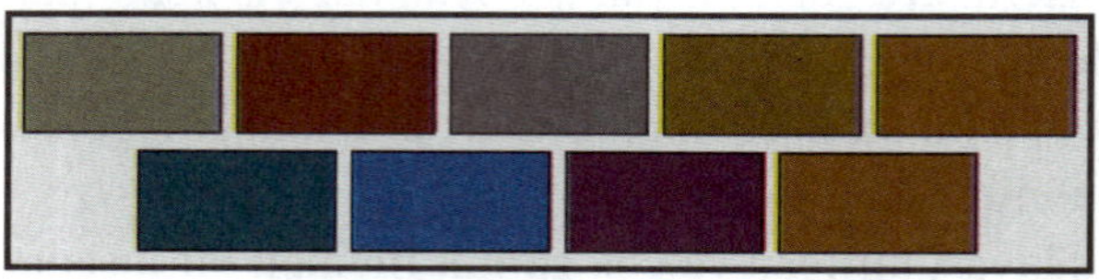

Gölge uygulaması için **fırça** daha uygundur. Sünger başlıklı aplikatörlerle leke yapma riski fazladır.

Gölge de, aslında bir "**leke**"dir.

Ama bunu **eşit dağılımla** ve istenilen yere koymak önemlidir.

Mesela sarkık bir gözü, iri bir gözü, çukura kaçmış bir gözü **doğru yere gölge** koyarak düzeltebilirsiniz.

## IŞIK

Işık için kullanılan renkler açık renklerdir.

Sedefli farlar da, pastel renklerde ışık için kullanılır.

Çıkık görünmesini istediğiniz bölgeye sünger uçlu aplikatörle uygulanır. Açık pembe, açık mavi ve nil yeşilleri, eflatun, kırık bej, buz beyazı, sedefli sarı, uçuk portakal ve tüm pastel renkler ışık için kullanılır.

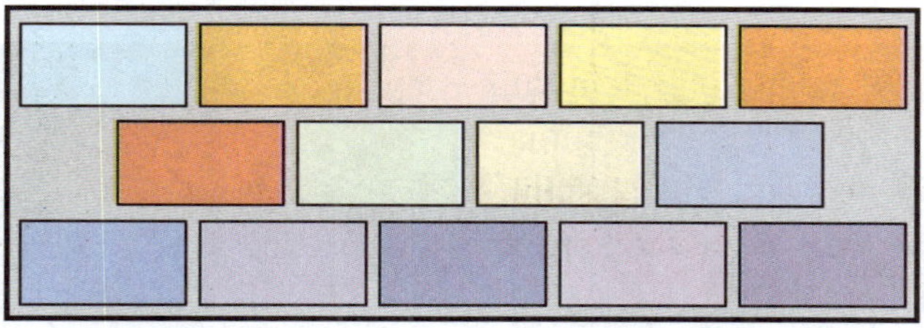

Silik bir **kaş altı tümseği** -küçük bir **gözkapağı** ışık farla normal boyuta taşınabilir.

# GÖZ MAKYAJI

**Göz makyajına başlamadan, renklendireceğiniz bölgelerin isimlerine bir bakalım.**

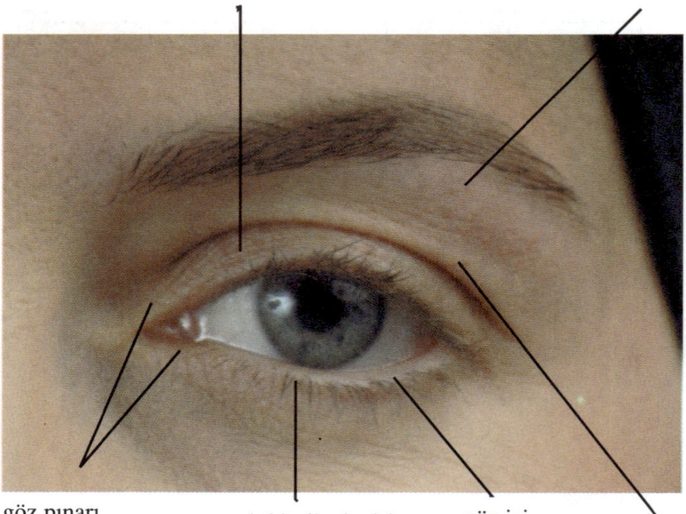

Göz makyajında gölge ve ışık oyunları ile gözün şeklini değiştirebileceğiz

Bunun için 6 ayrı göz makyajı örneğiniz var:

- İri göz
- Çukura kaşmış küçük göz
- Sarkık göz gözkapakları
- Düşük göz
- Ayrık gözler
- Bitişik gözler

## İRİ GÖZLER

Her ne kadar **iri göz** makbul olsa da, gözü iri olanlar bundan memnun değildir ve daha çekik göze heves ederler.

**İri göz makyajında 6 kurala uymalısınız**:

1. İri gözde, gözkapağı mat ve koyu renk farla kapanır.

2. Gözkuyruğu dışa doğru farla uzatılır.

3. Alt gözkapağı içine kalem çekilir.

4. Rimellerken **yukarı değil,** yana-dışa doğru kirpikler çekilir.

5. Kapak kıvrımı asla taşılmamalıdır.

6. Kirpik dibine çok ince eye-liner çekilir.

(Alt kirpik dibini dışarıdan **ASLA** kalem ile belirlemeyin)

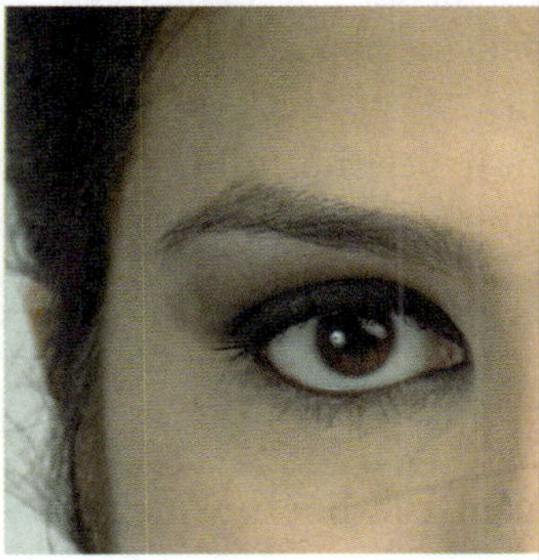

İri gözde tekniğe göre
yapılmış doğru makyaj

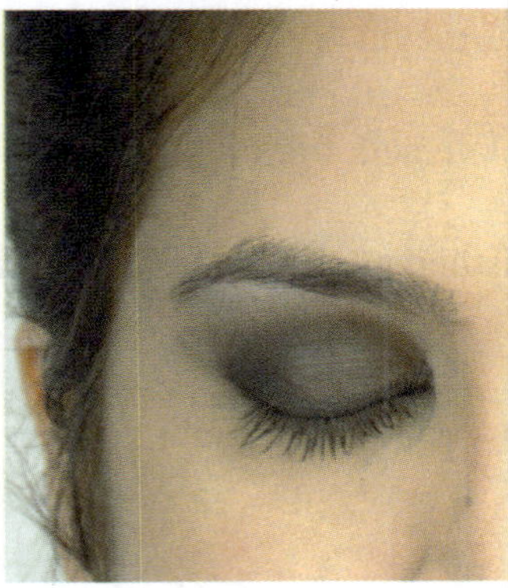

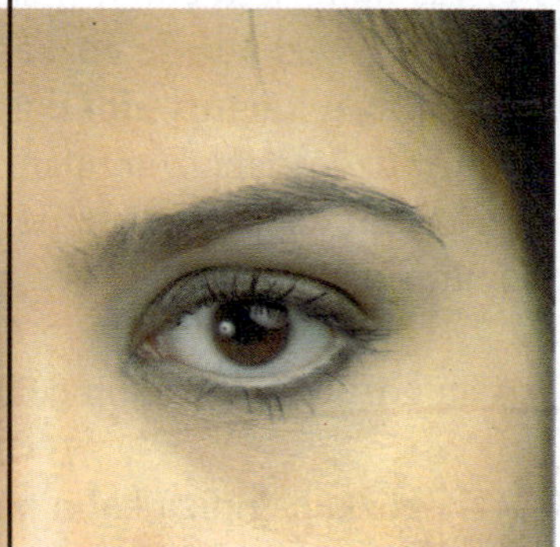

İri gözü daha da irileştiren
yanlış makyaj

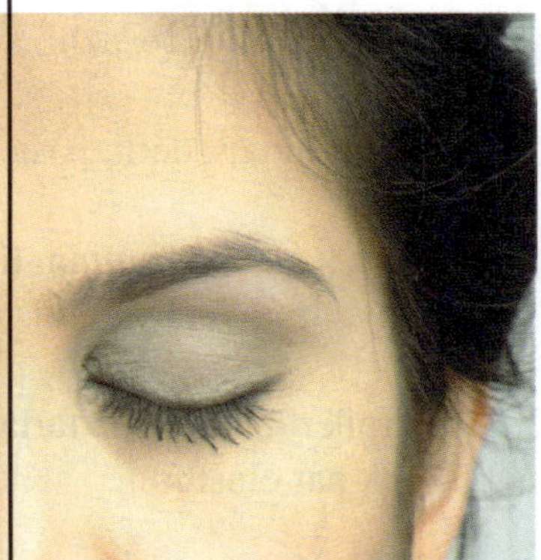

## ÇUKUR GÖZLER

Göz yaş aldıkça küçülür, tıpkı dudaklar gibi! Ama bazı çok kemikli, zayıf yüzlerde de gözkapağı kıvrımı derindir.

Göz, **çukura kaçmış gibi** durur.

Gözün yüzde daha vurgulanması ve irileştirilmesi gerekir. Çukur gözlerin daha iri gösterilebilmesi için aşağıdaki kuralları uygulamalısınız:

1. Asla gözün içine kalem çekmeyin.

2. Asla gözkapağınıza kalın kalem, eye-liner çekmeyin.

3. Gözün çekik yapılmaktan çok yuvarlaklaştırılmasına gerek vardır.

4. Kaş altına yoğun beyazlık sürmeyin.

5. Gözkapağında sedefli, pastel ve açık tonları kullanın.

6. Mutlaka kapak kıvrımının üstünden mat bir farla **yeni kapak kıvrılma yeri** yaratın.

7. Alt kirpik dibinden toz farla kirpik gölgesi gibi görünecek bir silik hat oluşturun.

8. Göz içine, **kireç gibi durmaması şartıyla,** belli belirsiz beyaz kalem çekin.

9. Rimeli yukarı çekerek sürün. Yana değil.

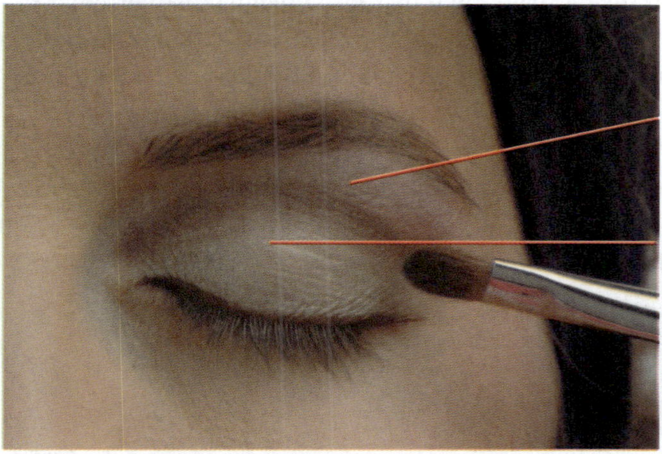
yeni kıvrım yeri yaratma
ışık, ton, sedefli far

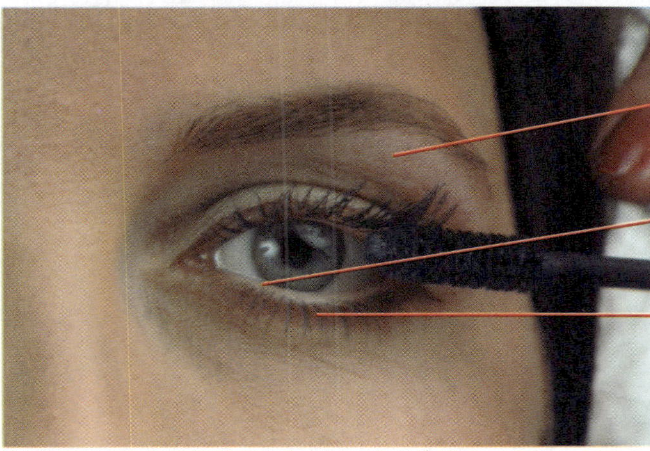
ışık, ton
göz içi aydınlatma
kirpik gölgesi

Çukur gözde illaki koyu mat far kullanmak istiyorsanız, **farı**, kapağın kıvrım yerinden **en az 1/2 cm. yukarısına kadar kullanmak** ve gözün kapağının kıvrıldığı yeri gizlemek zorundasınız.

(**Koyu far** ile çukur gözün tamamının yeni hatla makyajı)

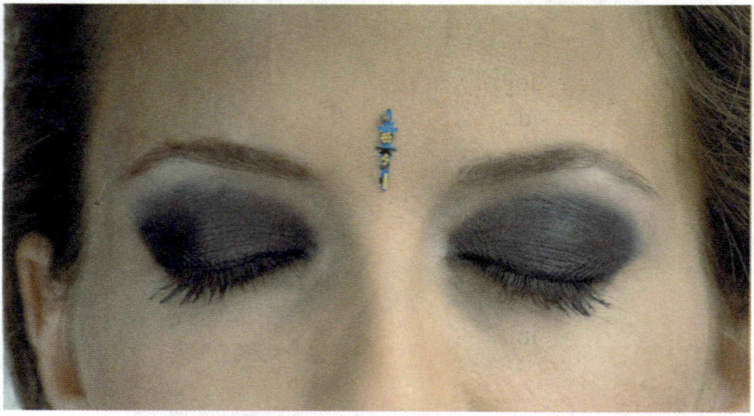

## SARKIK GÖZ

Makyajla düzeltilmesi size karmaşık gibi gelse de, **uçları aşağı doğru sarkık** gibi duran gözler doğru gölge ve ışık uygulamasıyla görünümü ciddi olarak değişen gözlerdir.

Bunun için kurallarınız şunları:

1. Eye-liner veya kalem çekerken göz pınarından ince başlayıp, kuyruğa doğru kalınlaşan ve bitmesine 3-4 mm. kala kirpik çizgisinden ayrılıp yukarı çıkan bir hat yapmalısınız.

2. Kuyruk yerine üçgen gölgelendirme yapıp gözü yukarı çekmelisiniz.

3. Göz alt kirpiğinin sadece orta bölümüne bir kirpik gölgesi yapmalısınız.

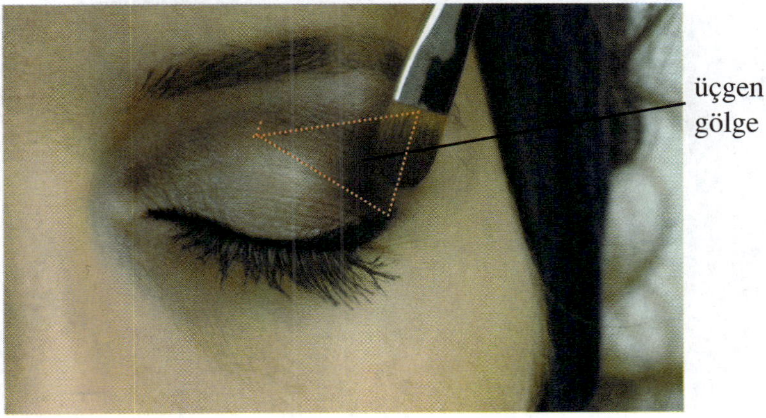

4. Asla göz içine kalem çekmeyin. (Çekerseniz sarkık yeri belirlemiş olursunuz. )

5. Kaş altı tümseğine bir ışık dokunuşu yapmalısınız.

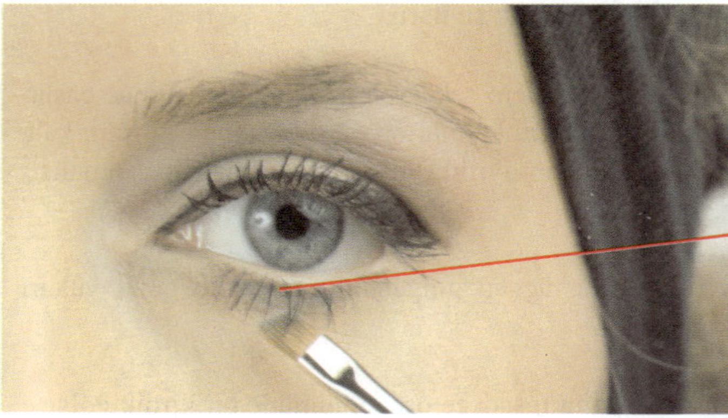

alt göz kirpik gölgesi

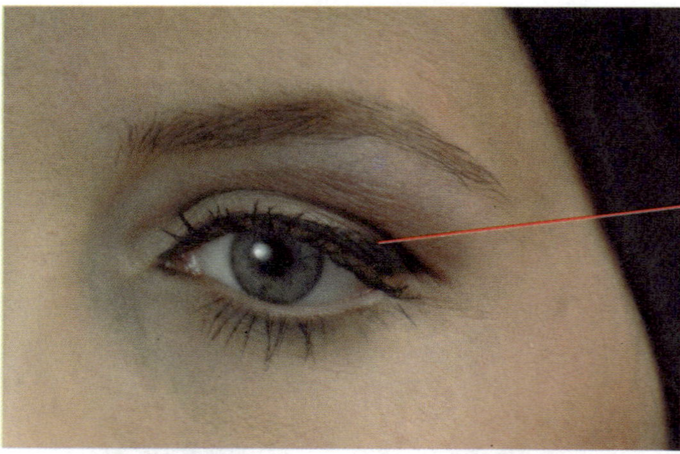

küt biten eye-liner

# GÖZKAPAĞI DÜŞÜK GÖZ

**Gözkapağınızın sarktığını** görüyorsanız sedefli farlardan vazgeçin!

Kaş tümseğinin göz üstüne sarkan derisini mümkün olduğunca gölgelendirmek için **mat** vizon, gri, kahve (kızıla kaçmayan) renklerini kullanın.

Gözün pınarına yakın yerden kapağın ortasına kadar ışık renk, kuyruğuna doğru giderek koyulaşan **gölge renk** kullanarak badem göz yapabilirsiniz.

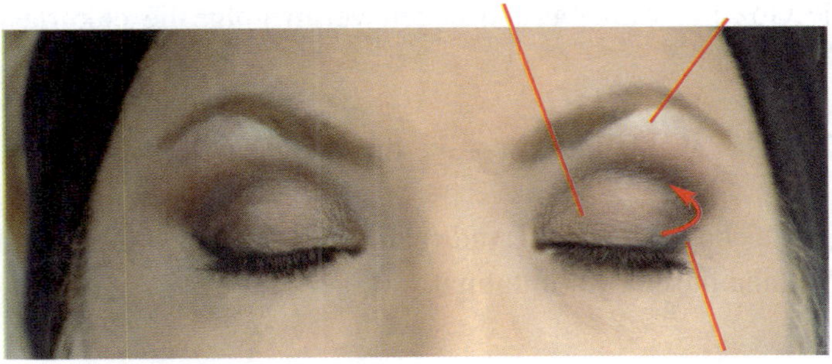


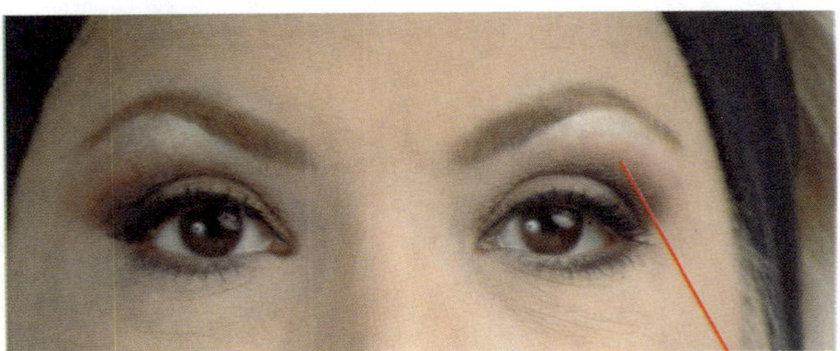

## BİRBİRİNDEN AYRIK GÖZLER

Burun kökü merkez kabul edildiğinde, bazı gözler burundan **daha uzak yapılanmış** olabilir.

Daha şakaklara kaymış gibi duran bu gözleri birbirine yakınlaştırmak için 3 kural vardır:

1. Göz pınarının buruna değen yerini gölge ile çukurlaştırmak.

2. Asla şakaklara çekilen eye-liner ve farlar kullanmamak.

3. Kaş başını da gözün yadırgamayacağı kadar, 1/2 cm. kadar daha buruna yakın tutmak.

gölge

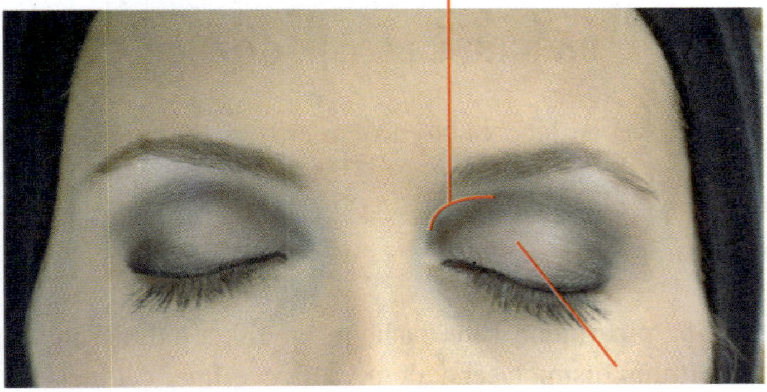

ışık

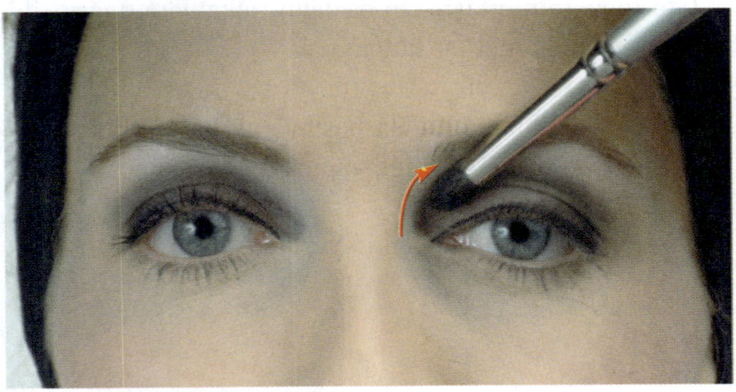

içten dışa hareketle
gölgeyi yayınız

## BİRBİRİNE BİTİŞİK GÖZLER

Kemik yapısı ince ve zayıf olan bazı yüzlerde gözler **buruna çok yakın** durabiliyor.

Makyaj oyunuyla bunları şakaklara doğru daha da çekmek için 4 kural vardır:

1. Göz pınarından ince başlayıp kuyrukta kalınlaşan ve göz hattının dışına taşan kalem ya da eye-liner çekmek.

2. Gözkapağının ortasından başlayıp şakaklara doğru silikleşerek yayılan mat far kullanmak.

3. Alt kirpik dibine, ortadan başlayarak kuyruk bitimine kadar uzanan bir farla gölge yapmak.

4. Gözkapağının buruna yakın yerine ışık far kullanmak.

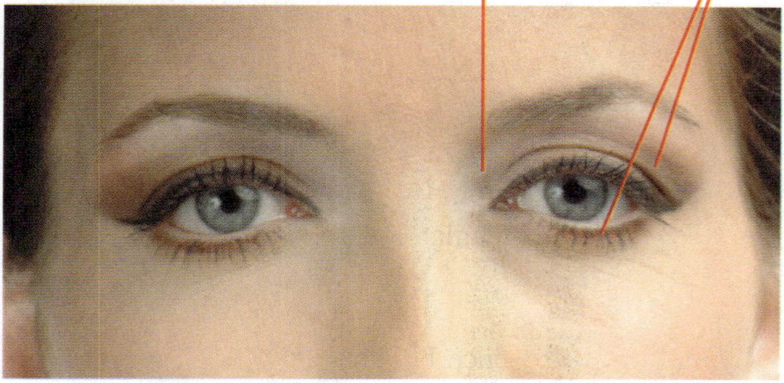
ışık renk
gölge far

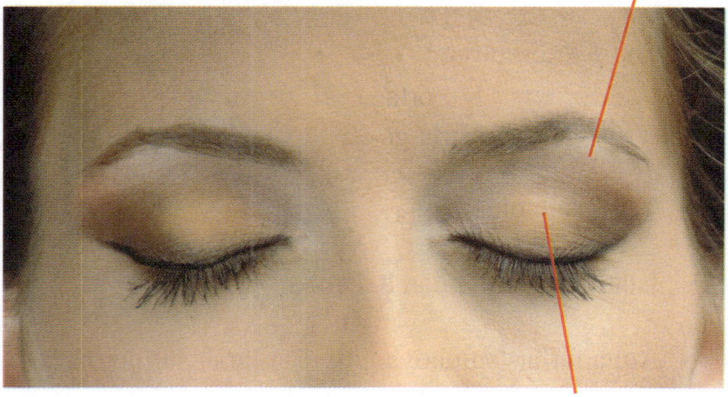
şakaklara çekilen
gölge far
uzun kalın
eye-liner

## GÖZ MAKYAJINDA MALZEME KULLANIMI VE TÜYOLAR

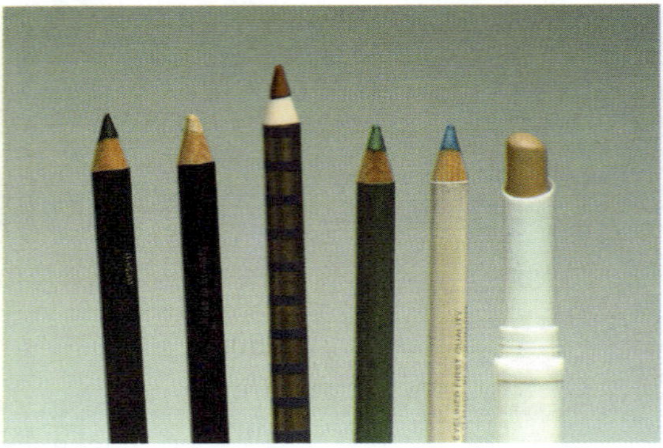

- Toz farlar
- Pudra krem farlar
- Jel farlar
- Yağlı kalemler
- Islatılarak kullanılan kalemler
- Aqua farlar (suluboya gibi ıslatılarak sürülen)

Kozmetik sektöründe 4 ayrı yapıda makyaj malzemesi bulabilirsiniz.

Her malzemenin **kullanımı, özel uygulamayla** mükemmeli yakalar.

Bunun için aşağıdaki başlıklara mutlaka dikkat edin.

- Göz kalemlerinin yağı az, pudrası bol olanlarının sürülümü sertçedir.

Bunlar **göz çerçevesi** için kullanılır. **Göz içine çekilmez**. Gözü zedeler. Serttir.

- Göz içine çekilen kalemler yağlıdır (kholl) ve kırptıkça göz dışına dağılır.

Göz içine çekilen kalemin akmaması için, alt kirpik dibine bir fırça yardımıyla şeffaf pudra sürün ve **kholl** kalemleri göz çerçevesi için **kullanma**yın. Makyajınız dağılır, ağlamaklı gözleriniz olur!

- Göz kaleminiz her açtığınızda kırılıyor ise, açmadan önce buzdolabının buzluğunda 5 dakika bekletin.

- Sipsivri açılmış bir kalemle derinizi çizebilirsiniz. Kalemi açtıktan sonra, sert bir zemine ucunu hafifçe bastırarak çevirin.

- Göz kalemi çekerken zigzaglar yapıyorsanız küt uçlu, kısa tüylü bir fırçayla mat bir siyah farı ıslatıp, kalem gibi kirpik dibine çekebilirsiniz.

- Ne kadar siyah ve net çerçeve yaparsanız gözleriniz o kadar "sert bakışlı" olur. Bunun için, kalem çektikten sonra, pamuklu bir çubukla, yaptığınız çizginin üzerinden silme hareketiyle geçerseniz çizgi doğallaşır ve "hacivat-karagöz"ün akrabası olmaktan kurtulursunuz.

- Göz makyajında en son maskarayı kullanın. Sürerken gözkapağınıza değen yer olursa, pamuklu bir çubukla hemen alın.

Üzerine yine pamuklu bir çubukla aldığınız farınızı yeniden dokundurun. Elinizle silmeye çalışıp bulaştırmayın.

- Gözaltı kapatıcınızı asla beyaz seçmeyin. Bu, morlukları daha da belirgin yapar.

Fildişi rengi idealdir. Ya da fondöteninizden 2 ton açık bir kapatıcı olmalı.

- Gözaltlarınız şiş ise iki ayrı yöntemle acil çare bulabilirsiniz.

Birincisi bir buz parçasını **eriyene kadar** daireler çizerek tüm göz etrafında çevirmek.
İkincisi, **pek sık uygulamamak şartıyla** bir hemoroid kremini göze asla değdirmeden gözaltına sürüp, 20 dakika bekleyip, ıslak bir mendille silip makyaja geçmek.

- Pudralı krem farları, uzun süre dışarıda kalacaksanız kullanmayın.

Ne kadar "iz yapmaz" dense de, kapak kıvrım yerinde bir saat içinde deri salgısıyla birleşerek "birikinti çizgisi" yapar.
Kirli makyaj görüntüsü olur.

- Yorgun gözlere kızıl-kahve-oranj-canlı mavi far kullanmayın. Göz beyazınız daha da sarı görünecektir. Yorgun bakışları gri-pembe-somon ve füme renklerle canlandırabilirsiniz.

- Toz farlarınızın ışık renklerini far olarak kullanıp, 2-3 ton koyusunu ıslatarak eye-liner olarak sürebilirsiniz. Doğal bir kirpik kökü gölgesi oluşturursunuz.

- Eliniz kalem çekmeye yeni alışıyorsa ve acemilik çekiyorsanız, ıslatılarak kullanılan göz kalemlerini tercih edin. Hem sürülüşü, hem istemediğiniz çizgiyi ıslatılmış bir pamuklu çubukla yok etmesi daha kolaydır. Leke yapmaz.

- Koyu farı yayarken leke yapmamak için, gözkapağınızı eski deyimiyle "astar far" ile önceden pudralı hale getirin. Bu mat bej bir fardır. Yoksa, şeffaf pudra da olabilir. Pudralı gözkapağında far leke yapmadan (üniform) yayılır.

- Çok sevdiğiniz ve atmaya kıyamadığınız kırılmış toz farınızın tamamını havanda toz haline getirerek minik bir eski eşantiyon kutusuna koyabilir, fırçayla ıslatıp kullanabilirsiniz.

- Aynı şekilde taş pudranızı da kırıldığında toz haline getirip bir tuzluk içinde muhafaza edip kullanabilirsiniz.

- Rimelinizi 6 aydan fazla kullanmayın. İçinde bakteri üreyebilir ve gözlerde kaşıntı yapar. Kuruyan rimeli su ile, tükürükle ıslatıp uygulamayın. Göz hastalıklarına davetiye çıkarırsınız. (En doğrusu atmak ve yenisini almaktır.)

- Gözde gece ve gündüz makyajının tek ayrımı renklerinin daha yoğun kullanılmasıdır.

- Gece makyajında pul ve **parlak** jel farlar kullanılabilir. Bunları alt göz kirpiği boyunca veya kaş altına uygulayabilirsiniz.

- Çok sık olan bir kaza: Göz içine payet-pul-sim kaçtığında ASLA oğuşturmayın. Göz damlası damlatıp, gözün doğal yolla pınara doğru yabancı cismi atmasını bekleyin.

- Eye-liner çekerken, en sağlıklısı, aynayı çenenizin altına koyarak aynaya bakmanız ve fırçayı yatay tutmanızdır. Ucu keçeli eye-liner'ler daha net çizgi çizebilmek için imal edilmiştir.

- Aqua farlar profesyonel kullanım içindir. Su bazlı farlardır. Yuvarlak uçlu, yassı, yumuşak tüylü kıl fırçayla nemli olarak uygulanır.
Gözkapağı kırışık olanlar için ideal renklendiricidir. Suluboya gibi, ıslatılmış ve suyun fazlası bir kâğıt mendil ile alınmış fırçayla uygulanır. Leke olasılığı sıfırdır.

- Takma kirpikler daha **derin bakış**ların en önemli unsurudur. Kirpiklerin yapıştırılacak yerinin boyunu mutlaka önceden ölçüp, fazlasını keserek kendi göz büyüklüğünüze göre ayarlayın. Çıkardıktan sonra gözkapağınızın üstünde kalabilecek yapıştırıcı artıklarını mutlaka yağlı bir temizleyiciyle temizleyin. Kirpiklerinizi çekiştirmeyin.

- Göz pınarının başlangıç yerinin altına sürülecek **ince sedefli** bir hat, gözlere pırıl pırıl bir bakış kazandırır.

- Lens kullanıyorsanız, önce temiz ellerinizle makyajsız gözünüze lensi takın, sonra makyaja geçin.

- Göz makyajınız çok yoğunsa, dudaklarınızı koyu ya da canlı renge boyamayın. Maske-makyajlı gibi olursunuz. (Dudakta koyu renk varsa gözleri daha doğal renklendirin.)

- Gözünüzü günde en az 10.000 kez kırptığınızı bilin ve makyaj malzemenizi akmayan, kaliteli, dayanıklı ürünlerden seçin. Göz makyajı akmış bir kadın kadar basit görünen hiçbir şey yoktur!

- Göz çerçevesini asla net ve koyu kalemle belirlemeyin. Bakışlarınız çekici değil "delici" ve "ürkütücü" olur. Mutlaka göz kaleminin çizgisini bir pamuklu çubuk ya da sert fırça yardımı ile dağınık ve flu yapın. Ya da her farı ıslatılmış bir fırçayla kalem gibi kullanın. Daha doğal bir çerçeve olacaktır. (Bilhassa kırışık gözkapakları için bulunmaz nimet! )

- Eye-liner seçerken, hele hele gündüz kullanacaksanız, siyaha takılıp kalmayın! Gri, küflü yeşil, kakao, lacivert eye-liner deneyin!

- Gözkapaklarınız yorgun ve kırışık ise sedefli farların yanından bile geçmeyin!

- Maskara seçiminde de tek alternatif siyah değildir. Koyu kahve maskara daha doğal durur. Lacivert maskara göz beyazınıza tıpkı bir porselendeki mavimtrak duru yansımayı yapar. Gri-füme maskara, renkli gözlere masum bir doğal yansıma verir.

- Gündüz kullandığınız bir makyajda, farınızın iki ton koyusunu ıslatarak kalem gibi kirpik dibine çekebilirsiniz. Bu, göz ifadesini daha sevecen hale getirir.

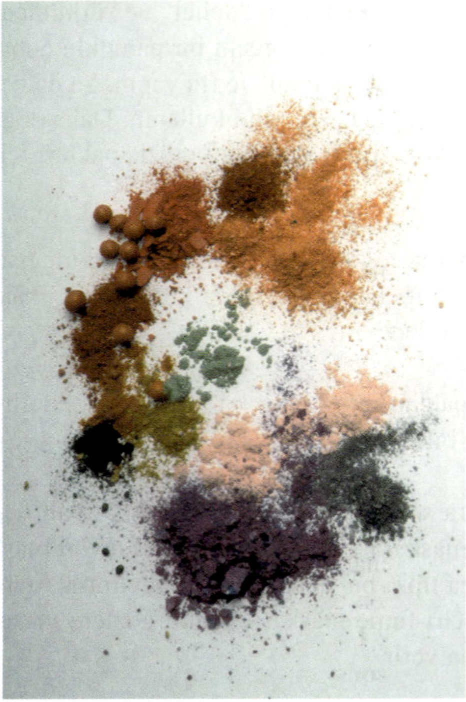

## TAKMA KİRPİK

Kirpikler gözün çerçevesidir. Uzun kirpik gözü daha **derin, çocuksu ve sevecen** yapar.

Takma kirpik seçerken doğal olmasını tercih edin. Doğru ve iyi yerleştirilmiş kirpiğin **takma** olduğunu kimse fark etmez.

- Kirpiklerin boylarının uzunluğunu sakın kesmeyin. Sadece eye-liner gibi **kirpik dibine gelen şerit,** göz kirpik uzunluğunuzdan fazla ise, makasla kısaltabilirsiniz.

- Kirpiklerin şeridi boyunca yapıştırıcıyı sürün. 20 saniye bekleyip, cımbız yardımıyla ortasını tam gözkapağınızın ortasına gelecek şekilde koyun. Yapıştırıcıyı takma kirpiğin dibine uygularken kirpiklerin üzerine taşırmamaya özen gösterin.

- Sonra göz pınarına gelen ucu hafifçe bastırın. Ardından göz kuyruğuna gelen ucu bastırın.

Kirpiğinizi, göz farınızı sürüp eye-liner ve rimelleme işiniz bittikten sonra **en son** yapıştırın.

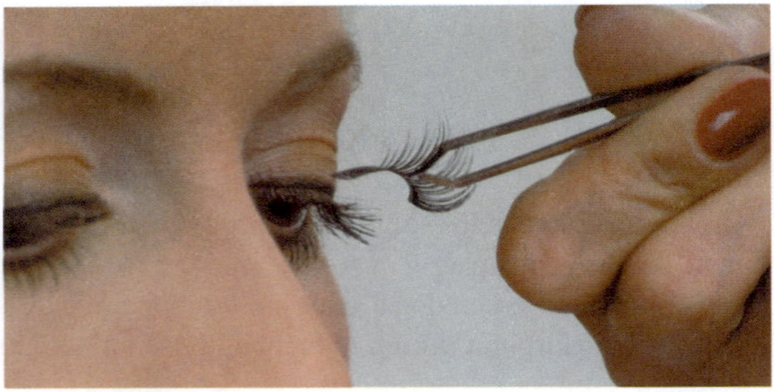

Aynayı çene altınıza koyarak gözler aşağıya bakarken kirpiği yerleştirin.

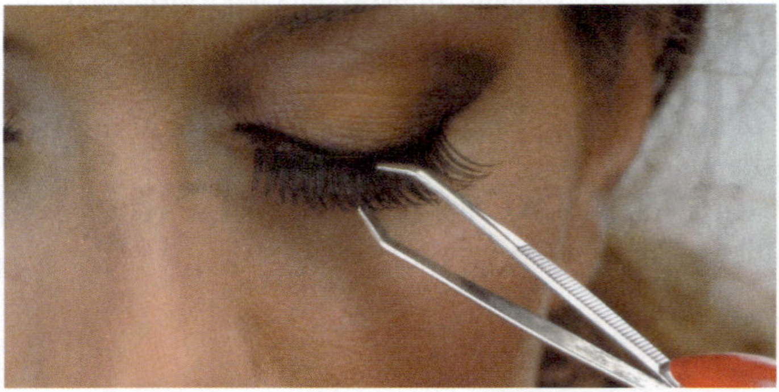

Kirpik çizgisinin mümkün olduğunca yakınına koyup hafifçe bastırın. Göz pınarına doğru ucu sabitleyin. En son göz kuyruğunu yerleştirin.

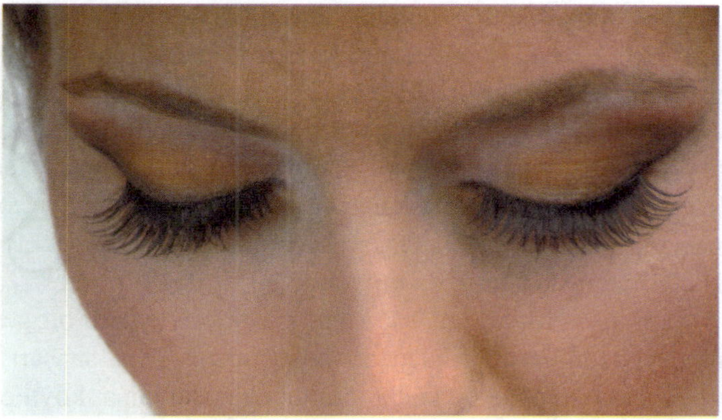

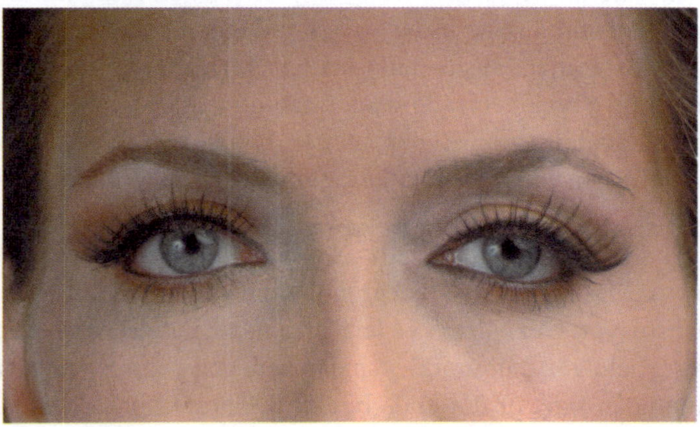

## RENKLİ LENS KULLANMAK

Koyu renk gözlü ve buğday tenli ırklarda özellikle genç kızlar renkli göze çok rağbet ettiklerinden, makyaj konusunun sihirbazlıklarını sizlere izah ederken lens ile renklendirilmiş gözlere de mutlaka değinmem gerekti. İnsan ırklarında **ten, saç ve göz** renkleriyle farklı gruplar vardır; tıpkı Türkmen bir kadınla İsveçli bir kadının bacak, kalça ve göğüs yapılarının aynı olmaması gibi; genetik olarak da sarı saçlı mavi gözlü bir zenciye yada Çinliye raslamamız da milyonda bir ihtimaldir.

Yani insan ırkları ten, saç ve göz renkleriyle belli bir genetik içinde gözümüz tarafından benimsenmiştir. Düz, sapsarı saçlı bir zenci gözümüze ne kadar sıra dışı görünüyorsa; koyu esmer tenli bir kadında boncuk mavisi göz de o kadar alışılmışın dışında ve suni gelir. İnsanın kıvırcık saçı olduğunda saçının düz olmasını, düz saçlı olanların kıvırcık istemesini "olmayana özenmek" olarak değerlendirirsek, koyu renk gözlü ırklarda renkli lens kullanımının ne kadar yaygın olduğunu anlayabiliriz.

Gözlerinizin alışkanlıklarına ters gelen bu **ten-göz zıtlığını** makyaj ve renk geçişiyle yumuşatabilir, daha gerçekçi durmasını sağlayabilirsiniz. Bunun için II. bölümdeki renk ve armoni (uyum) şemalarını inceledikten sonra tekrar **renkli lens makyajını** okuyun.

İyice yıkadığınız ellerinizle lensi takın ve makyaja sonra başlayın. Maskara, far ve kalem kullanılmış bir göze lens takmaya çalışmayın. Göz yüzeyi ve lens arasında kalabilecek en ufak bir zerre hem göz sağlığınız açısından hem makyajınızın akması bakımından sizi zor durumda bırakır. Demek ki önce lens takılacak, sonra makyaja geçilecek. Lenslerinizin ten renginize göre yüzünüzle uyumlu olması için far ve maskara renk seçimini aşağıdaki tablodan yararlanarak yapabilirsiniz.

## RENKLİ LENS MAKYAJINDA RENK SEÇİMİ TABLOSU

| LENS | AÇIK TENLİLER | BUĞDAY TENLİLER | KOYU ESMER TENLİLER |
|---|---|---|---|
| Yeşil ve fındık kabuğu renkte lensler | Pastel lavanta, Nil yeşili, dore, yosun, tütün, gül kurusu tonları farlar. Kahverengi maskara, eye-liner ve gri kalem. | Sütlü kakao rengi, tütün rengi, yavruağzı, mürdüm, şeftali rengi farlar. Lacivert-siyah maskara ve eye-liner. | Kehribar tonları, kiremit, taba, şeftali renkleri, pembe farlar. Siyah maskara ve eye-liner. |
| Hâreli gri ve menekşe renkte lensler | Mavi ve yeşilin tüm tonları, pembe, lila, sedefli güneş rengi, yosun yeşili farlar. Yosun, gri, kahve eye-liner ve maskara. | Safran, kehribar, dore, tuğla rengi kakao farlar. Kahve ve siyah maskara, aynı renk eye-liner | Füme, tütün, kiremit, şeftali, çağla tonları farlar. Siyah maskara, gri ve siyah eye-liner. |
| Boncuk mavi, canlı yeşil renkte lensler | Gri, mavi ve yeşilin tüm pastel tonları. Sedefli buz pembesi farlar. Lacivert ve gri eye-liner. Aynı renk maskara. | Buzlu kahve tonları, limon küfü rengi, gri, somon rengi farlar. Kahve, siyah, gri eye-liner ve aynı renk maskara. (İnce bir hat yapılması şartıyla siyah da olur.) | Lavanta, füme gri, vizon rengi, metalik gri, şeftali rengi farlar. Koyu kahverengi ve siyah maskara. Aynı renk eye-liner. (ağırlık eye-liner'da olmalı) |

***Not: Lensli gözlerde makyaj renklerini kombine etmek için renk armoni şemasına bakınız.***

## III. DUDAK

Erkek dergilerinde yapılan anketlere bakarsanız, biz kadınların "güzellik" konusunda onlardan ne kadar **ayrı düşündüğümüzü** daha iyi anlarsınız!..

İlk bakışta bir kadının en çok neresi dikkatinizi çeker? sorusunun cevabını biz "kilolarımız" ve "hokka burnumuz" sanırız.:)

Oysa erkekler önce gözleri, ikinci sırada da "dudak"ları işaret ediyorlar.

Küçük makyaj hileleri ve renklerle oynayarak bir dudağı küçültebilir ya da büyültebilirsiniz.

Ancak unutulmaması gereken en önemli şey, **en güzel dudağın gülen bir ağızda olduğudur.**

Dişler burada çok önemli. Bir kadının temiz, düzgün dişleri, en özensiz dudağı bile alelade bir rujla çekici kılacaktır.

Dişlerinizin beyaz ve düzgün sıralı oluşu rujunuzu dayanılmaz kılacaktır.: )

**Dudak hileleri için ihtiyacınız olan malzeme şöyle:**

1. Kremit dudak kalemi
2. Açık bej-mat kalem
3. Yuvarlak uçlu, küçük yassı ruj fırçası
4. İki ton ruj
5. Likit olmayan parlatıcı

## İRİ DUDAĞI KÜÇÜLTMEK

Dudakla ilgili tüm teknikler için ilk önce aşağıdaki şemadan dudak kalbi ve çizim noktalarına bakalım.

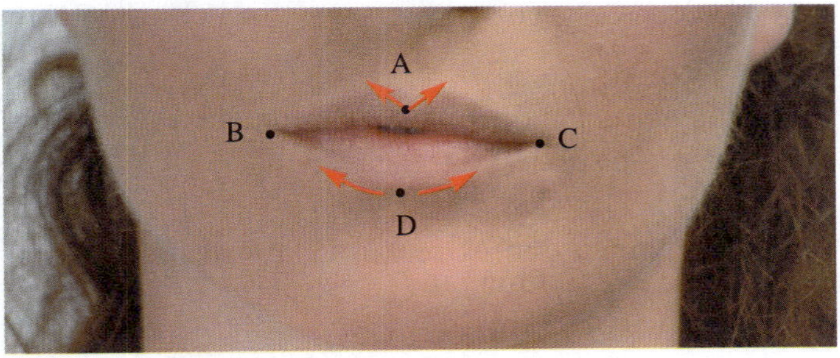


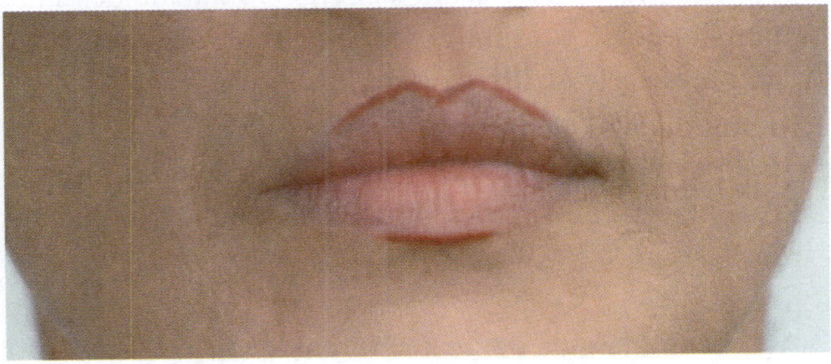

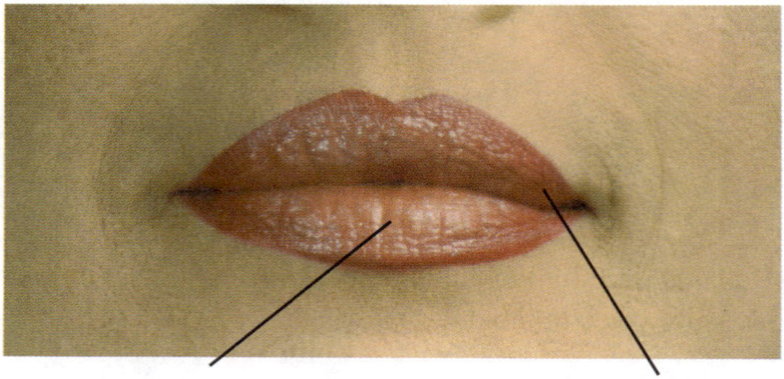


- Fondöteninizi sürerken sünger yardımıyla dudak hattını da hafifçe geçip silikleştirin. Pudralayın.

Bu hattın **içinden** çizerek renkli dudak kalemiyle **A** noktasında bir **V** oluşturun.

- Yine dudak çizgisinin üstüne çıkmadan, **içeriden çizerek**, **D** noktasına (dudağın en alt çizgi noktasına) bir çizgi yapın. (Bu kuralı izlerseniz ağzınızı orantısız boyamanız mümkün değil. İki tarafı aynı simetriyi yakalamış bir dudak **bu ölçüyle çizilir**.)

- Şimdi aynı renkten, **biri koyuca biri açıkça** iki rujunuzun **koyu olanını** bir fırça yardımıyla, kalem hattı altından sürün.

- Açık renk olanıyla da, iç kısmı renklendirin.

Kalın dudakta parlatıcı kullanmayın. İllaki modaya uymak isterseniz sadece alt dudak ortasına küçük bir parlatıcı dokunuşu yapabilirsiniz.

Sedefli rujların da iri dudakları **daha da iri** göstereceğini unutmayın. (Işık ve gölge kuralını hatırlayın! Parlak olan hep daha tümsek-iri yapıyordu.)

İri dudakları kısa yoldan küçükçe göstermenin en iyi yolu **mat**, koyu renk rujları **dudak çizgisinin içinden** sürmektir.

Daha profesyonel şekliyse, yukarıdaki **iki renk kullanma oyunudur.**

Ruju eğlendirici bir **göz oyunu**yla süslemek isterseniz alt dudağı pembemsi, üst dudağı yavruağzı rengi iki ayrı rujla da renklendirebilirsiniz.

## DUDAĞI DOLGUN GÖSTERMEK

İnce, küçük dudaklara sahip olmak **sadece hanımların kafalarına taktıkları** bir sorundur.

Bazen gözlerin ön planda kalmasıyla dudakların göze bile çarpmayarak, "defo" olarak görülmeyeceğini düşünmezler bile...

İnce dudakları **fark ettirmemek** için **en akıllıca** makyaj oyunlarından biri, gözleri canlı renklerle ön plana alıp, hafif bir parlatıcıyla **ruju geçiştirmektir!**

Ama yine de "Ben daha iri görünmelerini istiyorum" derseniz, koyu renk rujları unutun, bol sedefli renkleri ve akide şekeri gibi pırıl pırıl parlatıcıları, hatta gece için simli rujları edinin.

İnce dudaklar yaş aldıkça ya da mimik yaptıkça iki ucundan aşağı sarkık gibi bir görünüme bürünürler. Bu da somurtkan, memnuniyetsiz bir ifade demektir! Bunun için ağzın iki yanında alt dudağın uç kısımlarına minik bir ışık dokunuşu gerekir.

- Fondöteni bir sünger yardımıyla dudak çizgisini de örtecek şekilde sürün, şeffaf pudrayla pudralayın.

Önce bej bir kalemle tüm dudağın çevresini, dudak çizgisinin dışından **2 kalem ucu genişliğinde** çerçeveleyin.

- Dudak kalemi ile **A** noktasındaki **V** şeklindeki dudak kalbini belirleyin ve bunu yaparken, **esas dudak çizgisinin** bir kalem ucu büyüklüğünde **DIŞINDAN** çizin.

- Ardından sedefli, ya da mat ten pembesi tonlarında ruju fırça yardımıyla sürün.

Dudağın orta yerine bol parlatıcı sürebilirsiniz.

Krem parlatıcı kullanacaksanız önce dudağı pudralayın, sonra renkli parlatıcıyı uygulayın.

"Dudak büyültme" makyaj hilesini sadece alt ya da üst dudak için de uygulayabilirsiniz.

- Üst dudağınız küçükse, sadece üst dudağa büyültme hilesini uygulayın, alt dudağı normal çerçevesi içinde renklendirin.

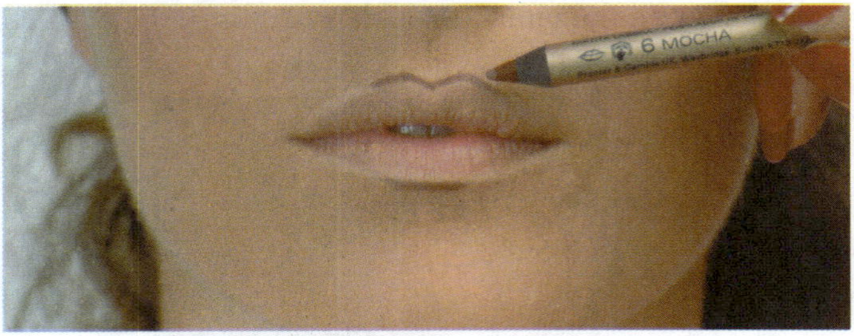


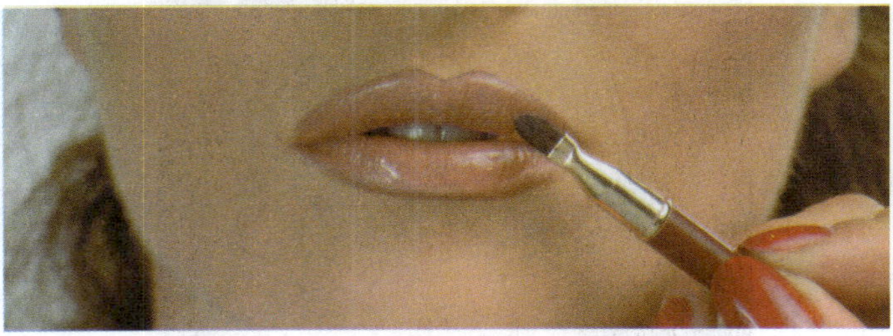

## DUDAKLA İLGİLİ TÜYOLAR

- Sedefli tonlar ve açık renkler dudakları **daha iri** gösterir. Koyu renk rujlar dudağı **daha küçük** gösterir. Küçük dudaklara koyu renk kullanmak istediğinizde lütfen ruju yoğun kullanmayın ve mutlaka parlatıcı ya da sim sürün.

- Pudralı rujlar en uzun süre dudakta kalan rujlardır ama yeme-içme ile iç kısımlarda çatlak boya tabakası oluşabilir; çerçevede sabit kalırken içi silikleşebilir. Bu durumda eski rujun üzerine yeniden ruj sürmeyin. (Bulamaç şekline dönüşen ağır ve bol çizgili dudaklarınız olur.)

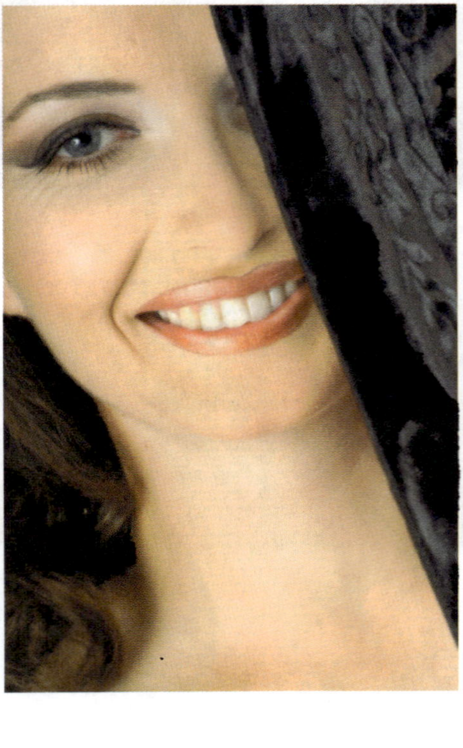

Pamuklu çubukla dudak içini silip, çerçevenin içini yeni taze rujla renklendirin.

- Ruju direkt dudağa sürmeyin. Mutlaka bir fırça yardımıyla sürün. Çünkü dudak kalbi denen V seklindeki orta bölüm stick rujla belirlenmez ve **sahte bir boyanmışlık görüntüsü verir**. Dudak kalbini mutlaka kalemle belirleyin.

- Ruj kalemi ve ruj aynı renkte olmalıdır. Bordo çerçeveli bir dudağa pembe ruj sürmek size basit bir kadın görüntüsü verir.

- Ruj fırçanızı ayda bir sabun üzerinde köpürterek temizleyip durulayın. Yağ içinde üreyen mikroplar ağız yoluyla rahatlıkla size ulaşabilir.

- Ruj fırçanızı kimseyle paylaşmayın. Unutmayın, nezle bile rujla bulaşabiliyor.

- Rujlarınız bittiğinde, mekanizmanın içinde kalan ürünü bir eski parlatıcı kutusunda biriktirebilir, 2-3 ayrı rengi burada karıştırarak fırça yardımıyla kullanabilirsiniz.

- Dudak kalbi denen ve size V şeklinde tarif ettiğim yeri yuvarlatarak, ağzınızı "Ö" harfini sürekli söyler (!) şekle sokmayın. Bu şekilde boyanan ağızlar ciddi **cinsel problemlerin** işareti sayılmaktadır.

- Ruju sürdükten sonra uzun süre kalıcılığını sağlamak için bir kâğıt mendile hafifçe bastırın. Kozmetik sektörü çıkması güç rujlar üretti ancak sabitleyici maddeler dudak çizgilerinin içine doluşabiliyor ve ağır bir tabaka gibi görünebiliyor.

- Eski yöntemleri bilmek isteyenlere bir tüyo: Ruju sürüp fazlasını emdirdikten sonra bir buz küpünü dudağınızda 3-5 saniye gezdirin! Ya da pudralanmış dudağa ruj sürün.

- Her gün iki kez rujunu tazeleyen bir bayanın, hayatı boyunca 1 kilodan fazla ruj yuttuğunu düşünürsek, lütfen ruj alırken **toksik maddeler** içermeyen, doğal yağlardan yapılmış, kaliteli rujlara yönelin.

- Dişleriniz bembeyaz değilse, kahverengi ve kiremit tonlarında ruj kullanmayın. Dişlerinizi **olduğundan sarı gösterir**.

## IV. BURUN

Bir yüzün karakterini belirleyen en önemli yer burundur.

Morfolojide, kişilerin kemik yapılarına göre iç dünyalarının ve eğilimlerinin belirlenmesinde kaş tümseği, elmacık kemiği, çene yapısı ve burun şekli değerlendirilir.

Köpek dişlerinin uzun ve iri olması nasıl bir insanın **kin** ve saldırma kapasitesi hakkında bilgi verirse, burun da geniş kanatları, kısalığı ya da kambur yapısıyla insanların huylarını ele verir.

Burnunuzun yapısını yüzünüze yakıştırmıyor ve değiştirmek istiyorsanız mutlaka **hoşlanmadığınız bir huyunuz** vardır.

Bunun için medeniyet hayatımıza girdikçe ve hayat içindeki savaş alanlarımız değiştikçe burnunu değiştirmek isteyen insan sayısı da her gün artıyor.

Neyse, konumuzu psikolojik morfolojiden çıkarıp hemen burun üzerinde makyajla yapabileceğiniz değişikliklere getirelim.

Düzeltme yapmak için aşağıdaki malzemeye ihtiyacınız var:

- 2 ayrı renk fondöten
- Fildişi göz kapatıcı stick
- Islatılmış makyaj süngeri

## UZUN BURUN

Burnunuzu uzun buluyorsanız;

1. **Kaş** başlarınızın buruna çok yakın olamamasına dikkat edin.

2. Burun kökü ve burun ucuna **gölge** yaparak burnunuzun olduğundan kısa görünmesini sağlayabilirsiniz.

3. **ALNINIZI** ve **çene**nizi daha çıkık göstererek burnun daha önemsiz kısalıkta olduğunu vurgulayabilirsiniz. (Kitabın başındaki 3 ayrı yüz bölümündeki orantıları hatırlayın.)

Gösterilen bölgelerde ışıklı yerlere fildişi stickle, gölge yerlere 2 ton koyu fondötenle dokunuşlar yapın. Burnun tam orta yerine en fazla 2 cm. uzunluğunda fildişi - **bej bir çizgi** yapın.

Temiz bir süngerle, yüzünüze sürdüğünüz ten rengi fondöteninizle bu ışık ve gölgeleri birbirine yedirin. Pudralayın.

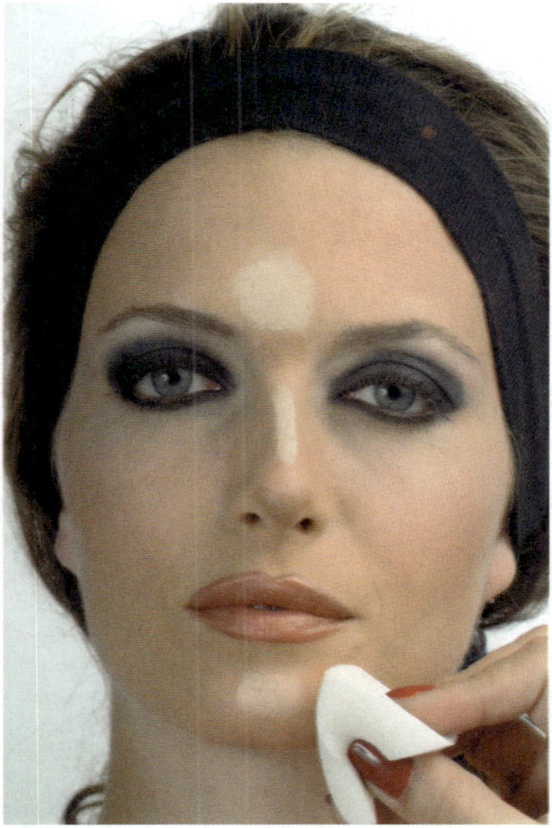

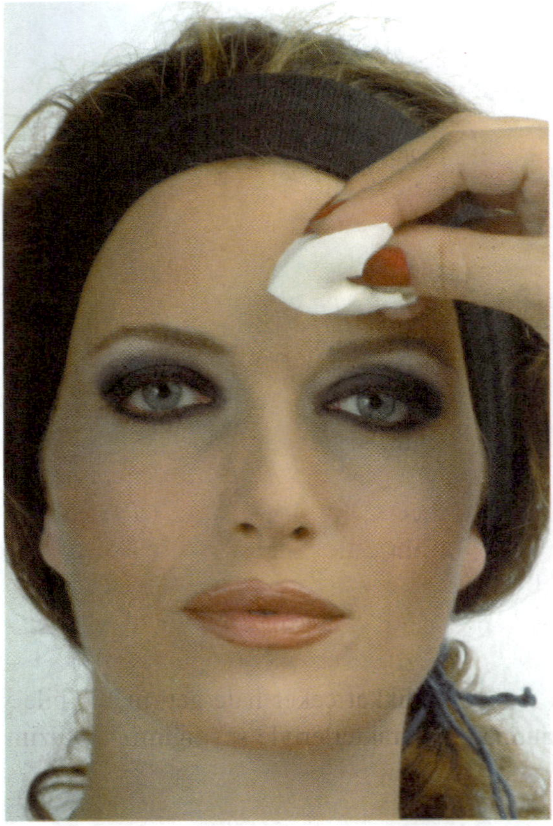

## BURUN HAKKINDA BİRKAÇ TÜYO

- BURNU **KISALTMAK için** uç kısmını gölgeleyin ama allık ile kırmızı bir fırça vuruşu burnu **daha şiş** gösterir, unutmayın.

- Burun üzerindeki makyaj oyunları **fotoğraf çekimlerinde** mükemmel sonuçlar verecektir. Günlük hayatta, bu gölgelerin birbirine çok iyi harmanlanmış olduğunu **gün ışığında görmeden** dışarı çıkmayın: ) Eliniz alışana kadar leke yapabilirsiniz. Makyaj profesyonelliği de budur zaten!

- Burun takıntınız varsa ameliyat olmadan en az birkaç uzmana danışın. Kocaman bir çehrede düğme büyüklüğünde bir burunla orantısız bir yüze sahip olabilir, doğal burnunuzu özleyebilirsiniz.

- Burnunuz iriyse canlı renk rujlara itibar etmeyin. Bu, **sorunlu bölgenin altını kırmızı kalemle çizmekten farksızdır.**

- Burun şeklinizi "sorun" ediyorsanız, göz ve kaş uyumunuzu makyajla dikkat çeker hale getirmeniz bile yetecektir. Unutmayın, karakterleriyle sevdiğimiz ve bizim için "güzel" sıfatını alan birçok ünlü, kemerli, iri ya da yassı burunlarıyla güzeldirler.

- Estetik ameliyatla **ünlü birilerine benzeme** isteği, aslında «body dismorfik sendromu» denen bir hastalıktır. Burnunuzu Ajda gibi yaptırdığınızda, çeneniz onunkiyle aynı olmadığından o beğendiğiniz burun sizde aynı durmayacaktır. Bu sefer dudaklarını beğendiğiniz Ebru'nun dudağını isteyeceksiniz ve yüzünüz onunla aynı kemik yapısında olmadığından, dudaklarınız da sakil duracaktır. Sonuçta kendiniz olmanın ve kendinizi yaratıldığınız şekilde **sevmenin** en doğru anlayış olduğuna karar vereceksiniz. Makyaj kendinizi daha "çiçek" hissetmeniz için en doğal ve neşeli yoldur!

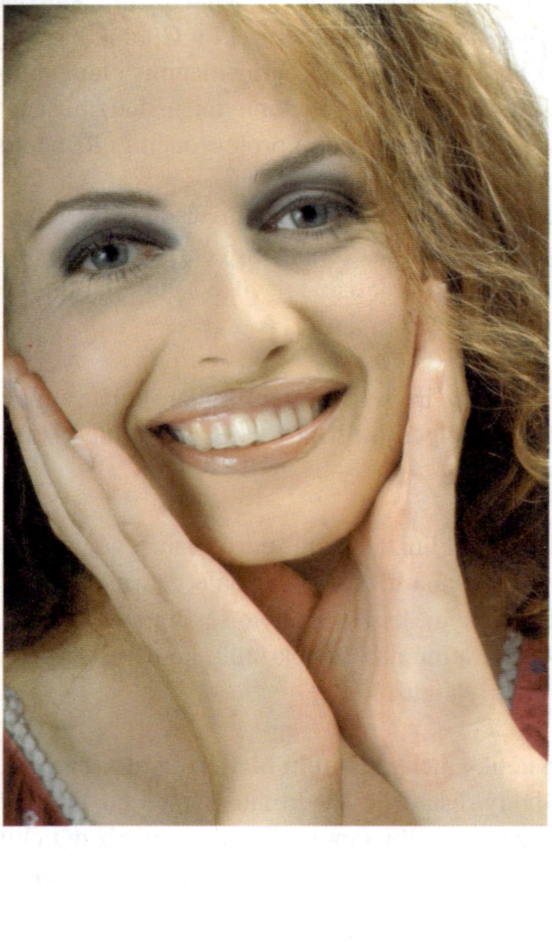

# İKİNCİ BÖLÜM

# RENKLER

Renklerle işi olan tüm insanlar ister duvar boya ustası olsun, ister iç mimar, ister tekstil mühendisi, ister makyöz **renk çarkını** bilmek zorundadır.

Siz de bu kitapla birlikte makyaj sihirbazı olacağınıza göre aşağıdaki renk çarkını hafızanızda tutmalısınız.

## RENK ÇARKI ŞEMASI

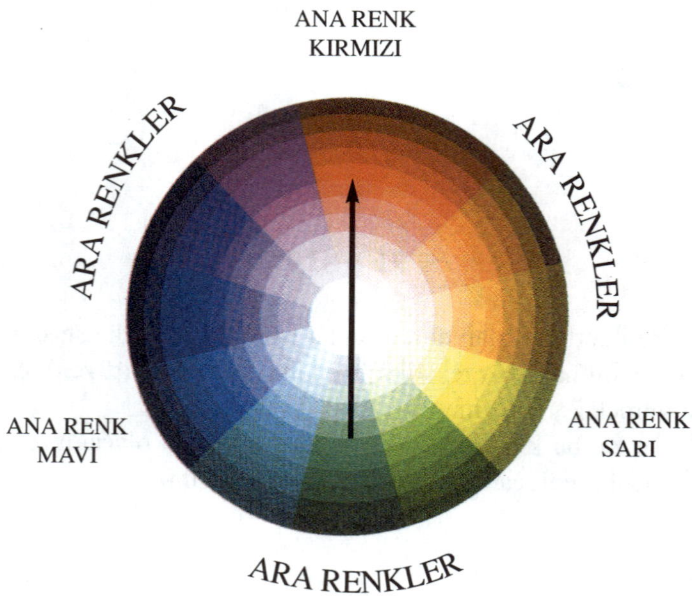


Üç ana rengin birbiriyle harmanlanmasından diğer renkler oluşur.

Sarı ile maviyi eşit oranda karıştırırsanız yeşil, sarısını azalttıkça petrol yeşili, beyaz ile harmanladıkça nil mavisi elde edersiniz.

Renk şemasında **birbirine en uzak renkler, en zıt renklerdir**.

Yani yeşil bir gözü en yeşil gösterecek farın şemaya bakarak "kırmızı"olduğunu görebilirsiniz

Kırmızı far direkt sürülmediğinden pembe, fuşya, somon, bordo ağırlıklı farları seçerek yeşil gözleri capcanlı bile yeşile büründürebilirsiniz.

Aynı şekilde mavi ana rengine en uzak rengi şemadan bulup göz rengini en iyi vurgulayacak tona karar verebilirsiniz.

Mavi bir göze tabii ki mavi tonlarda far da uygulanabilir. Ancak **göz rengine zıt bir 2 . tonu** da kirpik dibine ya da gözkapağının hareketli yerine dokundurabilirsiniz.

Bu, bakışları diri, göz rengini de capcanlı yapacaktır.

Kozmetik firmaları ikili, beşli, üçlü far paletleri çıkarırken bu renk şemasını dikkate alırlar.

Siz bir far paleti aldığınızda içinde **gölge ve ışık** için seçilmiş tonlar bulunur.

# MAKYAJDA RENK SEÇİMLERİ

## ARMONİ
## (uyum)

Renk şeması içinden yüzde genel renk uyumunu yakalamak için aynı armonide far-ruj-allık seçiminiz olmalıdır.

Mesela yeşil far, kahve-oranj armonisini yapar; kahve farlar kırmızı-kremit armonisinde olmalıdır.

Makyaja başlamadan önce, aşağıdaki şemadaki renk uyumuna uygun tonları kullanmanız, doğallık ve armoni açısından şarttır.

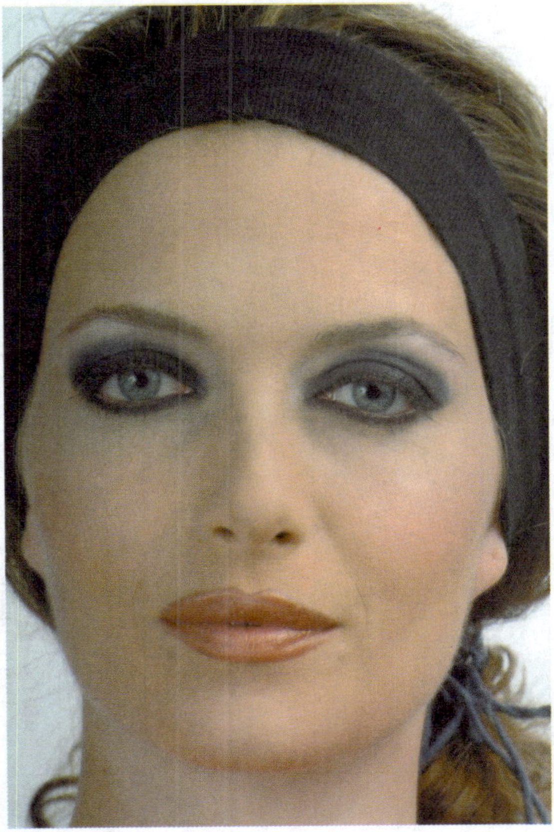

# RENK ARMONİ UYUM ŞEMASI

| FAR RENGİ | ALLIK TONU | RUJ RENGİ | GÖLGE FAR RENGİ |
|---|---|---|---|
| YOSUN YEŞİLİ<br>SARI DORE | YAVRU AĞZI- SOMON<br>KAVUN RENGİ | ORANJ -KIRMIZI<br>KİREMİT | GRİ-KAKAO-VİZON |
| MAVİ PETROL RENGİ | ŞEKER PEMBESİ | EFLATUN<br>PEMBE FUŞYA | MAT KAHVE<br>FÜME LACİVERT |
| EFLATUN<br>LAVANTA | GÜL KURUSU<br>PEMBE | CANLI PEMBELER<br>BORDO | ŞARAP RENGİ<br>KOYU GRİ |
| GRİ- FÜME<br>LACİVERT | ŞEFTALİ<br>PEMBE | YAVRUAĞZI<br>MAT GÜL KURUSU | SİYAH - LACİVERT |
| KAHVE - VİZON | ŞEFTALİ –YAVRUAĞZI | KIRMIZI –KİREMİT-FUŞYA<br>KAKAO-BORDO | FÜME –GRİ |
| SİYAH ŞARAP RENKLERİ | BRONZ – ŞEFTALİ<br>UÇUK PEMBE | KAHVE –KIRMIZI –FUŞYA<br>MAT PEMBE | (Farın kendi gölge rengi olduğundan açıcı renk olarak)<br>SEDEFLİ BEJ SOMON |

# RENK ARMONİ UYUM ŞEMASI

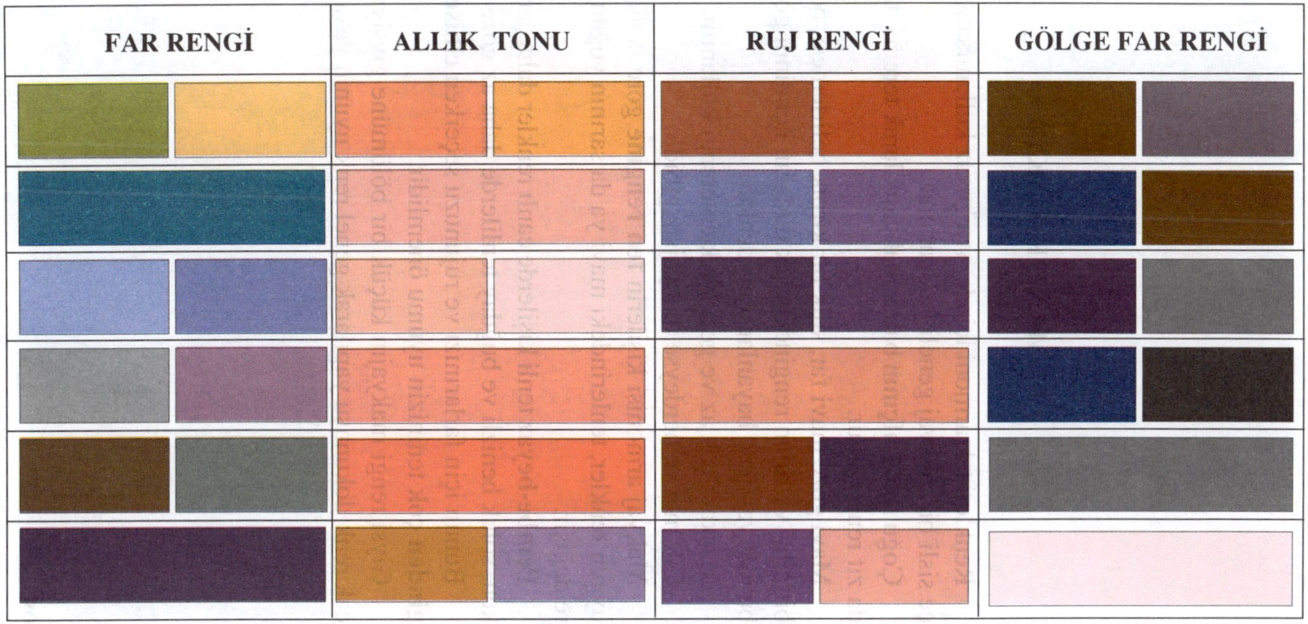

## ROMANTİK MAKYAJ

Renkleri tek armoni içinde, **vurgusuz** kullanırsanız flu, silikçe sisli bir makyaj geneli yakalarsınız.

Çoğu fotoğrafçının bahar makyajı olarak tercih ettiği bu tarzda zıt renk yoktur.

Mavi göze mavi far, silik bir kirpik belirlemesi, belli belirsiz bir allık ve rujun renginden çok dudağın kendinin göze çarptığı bu makyaj genç bayanlar için idealdir.

Maskara çok az ve genelde kahverengi kullanılır.

Cilt mat ve nerdeyse makyajsız gibidir.

Makyaj armonisi kişilerin **ten rengine** göre değişmez. Ama uygun renkler, tenlerindeki mavi ya da sarının yoğunluğuna göre değişir.

**Pembe-beyaz** tenli kişilerde canlı renkler daha çarpıcı dururken, soluk benizli ve buğday tenlilerde daha az göze batar.

Bunun için farlarınızı ve rujunuzu seçerken **elbisenizin renginden çok** teninizin uyumu önemlidir.

Giysi rengi makyajın küçük bir bölümüne giysiyi anımsatacak renk dokunuşu yapılarak genel renk uyumu yakalanabilir.

## GÖZ MAKYAJI TEKNİKLERİ

Göz makyajında renk ve gölgeleri oturtma şekline göre ayrı teknik uygulamanız mümkün.

### BUĞULU GÖZLER

**Göz çevresi**, **kapağı** ve **alt kirpik dibi** degrade şeklinde **tek gölge renk**le boyanır.

Göz içine kalem çekilir ve yoğun olmayan bir maskara kullanılır (kakao, küf yeşili, duman grisi, bordo).

Kaş altı bej-pembeyle açılır. Farla aynı renk kalem veya eyeliner çekilebilir.

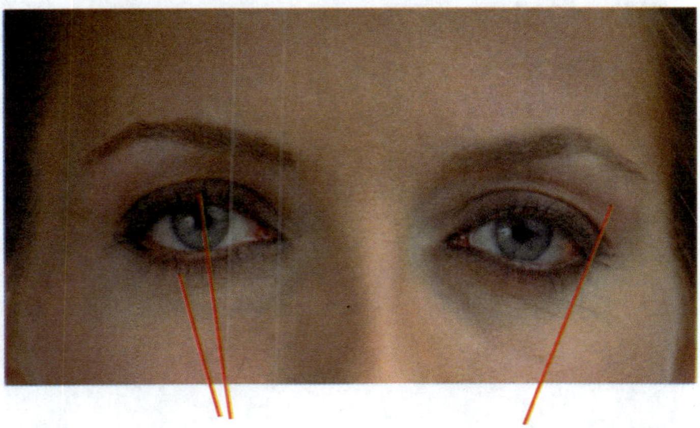

tek ton gri

aydınlatıcı pembe

## KLASİK DÖPİYES MAKYAJI

Bu tip makyaj banka çalışanları, halkla ilişkilerde görev yapanlar, sekreterlik, hosteslik gibi bakımlı olması ama göze süslü görünmemesi gereken mesleklerde çalışan bayanlar için ideal makyajdır.

Klasiktir, göz yadırgamaz ama ciddi bir canlılık ve disiplini vardır.

Asal far renginize kombine edilecek **bir gölge tonu** ve **bir ışık renk** seçeceksiniz.

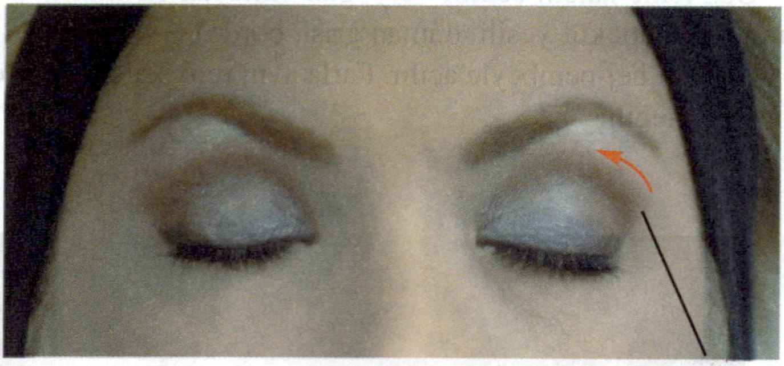

gölge uygulama yönü

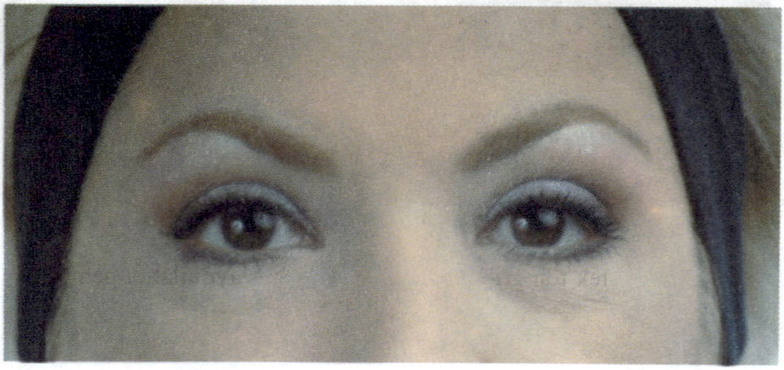

Gözün hareketli kapağına sedefli pembeyi uygulayın.

Göz kuyruğuna gölge renk kakao ile üçgen yapıp, bunu kıvrım yerine doğru hareketlerle kıl fırçayla yedirin.

Aynı gölge rengi alt kirpik dibine uygulayın.

Kirpikleri maskaralayın.

Kaş tümseğine ışık renk olarak bej-pembe ya da mat beyaz uygulayın.

## ORTA DOĞU MAKYAJI

Belirlenen **tek yer göz** olduğundan yoğun, koyu kalemli, uzun kirpiklerle beslenen kömür karası gözler yapılır.

Bu tip kholl makyajında yanak ve dudak çok az renklendirilmelidir.

Vizon rengi farla gözkapağı örtülür.

(İsterseniz kömür siyahı farla da gözkapağını renklendirebilirsiniz.)

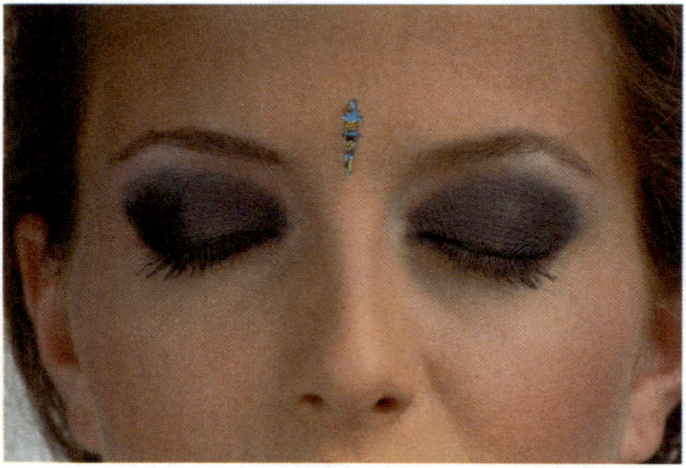

Siyah göz kalemiyle tüm göz çevresi belirlenir, dış göz ucunda iki hat birleştirilir.

Bir pamuklu çubukla tüm çerçeve keskin hattı **silikleştirilir**.

Göz içine alt ve üst kapağın içi yağlı kholl kalemle boyanır.

Kirpikler bol rimellenir. Kholl kalem yerine çubukla sürülen **sürme** de kullanabilirsiniz. Daha kalıcıdır ve taşmaz.

Kaş altı boyunca bej far uygulanır, sedefli ton seçmeyiniz.

Bu makyaj tarzında, kaşlar da daha koyu bir farla belirginleştirilir.

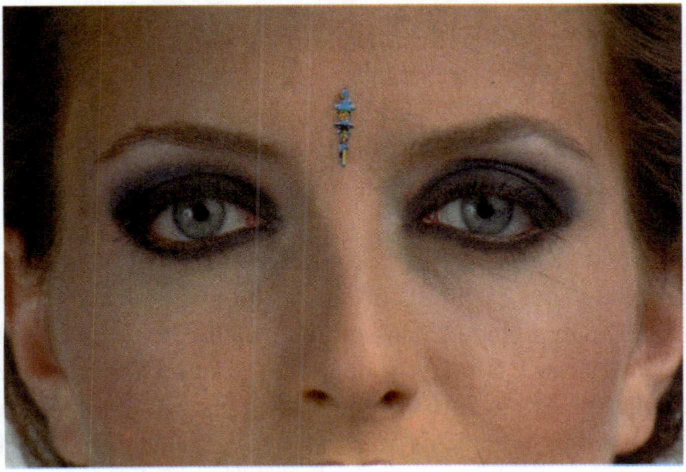

## SEDEF MAKYAJ

Göz şeklinde herhangi bir sorun olmayanların **neşeli bakışlara** sahip olmak için kullanabilecekleri bir tarzdır. Gözkapağının tamamı sedefli bir farla kaplanır.

Gözkapağının kıvrım yeri boyunca gölge tonu uygulanıp kuyruğa doğru kaş altına gölge yükseltilir.

**Alt kirpik dibi sedefli farla** gölgelendirilir ve göz pınarına sedefli bir çizgi çekilir. Kahve ya da gri göz kalemiyle üst kirpik çizgisi belirlenir.

Yoğun olmayan siyah ya da lacivert maskarayla kirpikler belirlenir.

Bazılarımız fondöteni ya da farı parmak uçlarıyla yaymayı tercih ederiz. El ile kozmetikleri **eşit** yayabilmek daha zordur. Samur bir fırça ya da sünger daha iyi bir işçilik çıkarır. Bir samur fırça, parmak ucundan daha hassastır! Kalınlaşan derisiyle parmak uçları, mesela göz altında kapatıcı yayarken göz derisini hırpalayabilir.

Ellerdeki kalınlaşan deriyi atabilmek için evde yapabileceğiniz en mükemmel (peeling) ölü deri arındırıcısı Türk kahvesidir!

İki fincanın dibinde kalan içilmiş fincanlardaki kahve telvelerini bir kasede 1 tatlı kaşığı limon suyu, 1 tatlı kaşığı bademyağı yahut gliserinle karıştırıp bulamaç yapın. Bu karışımla ellerinizi tıpkı bir avuç deniz kumuyla ovar gibi ovun. Üstündeki telvelere eliniz kaplı halde bir naylon eldiven giyip bir saat kadar bekletin. (Bu arada TV seyredebilirsiniz.) Ilık suyla durulayıp el keminizi sürün. Elleriniz yumuşacık ve pürüzsüz olacak.

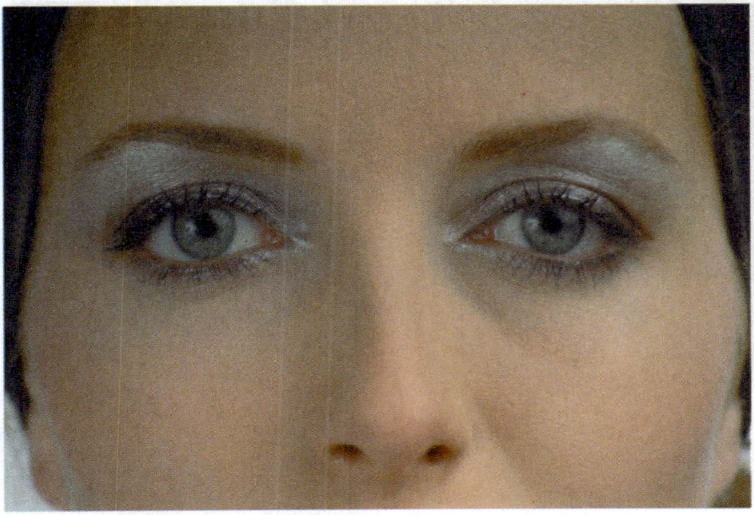

**Sedefli far renk önerileri**

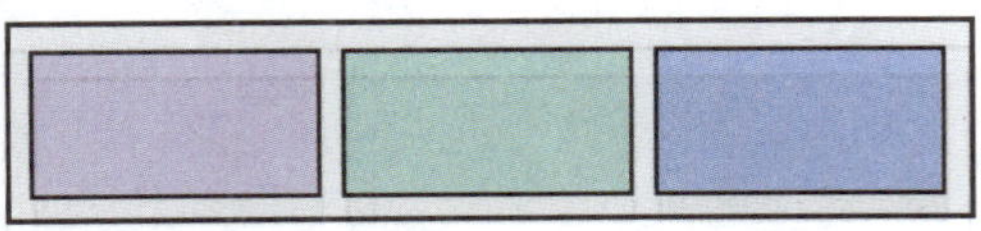

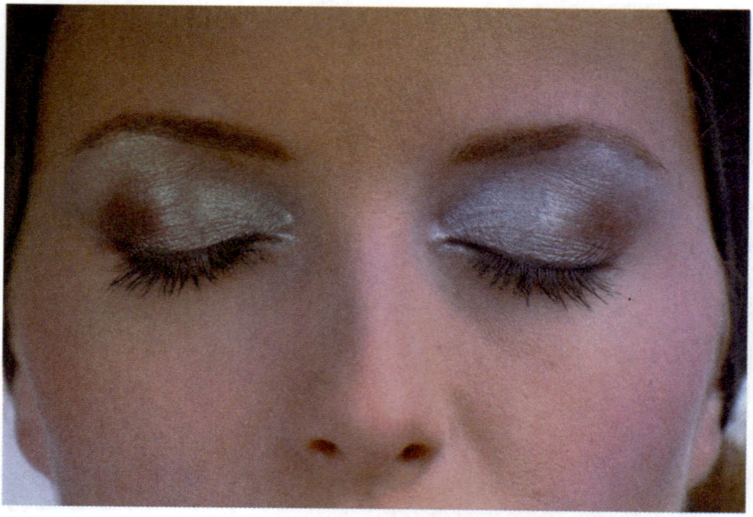

**Sedefli fara kombine gölge renk önerileri**

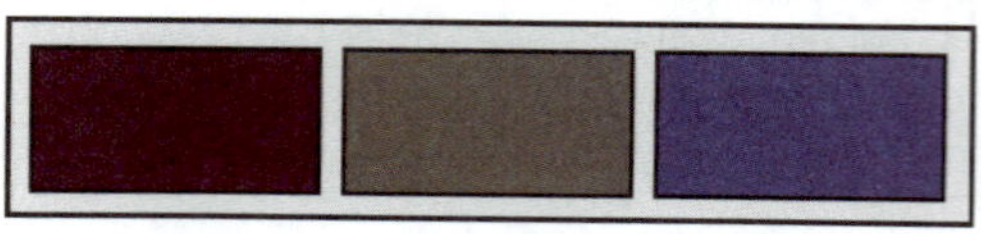

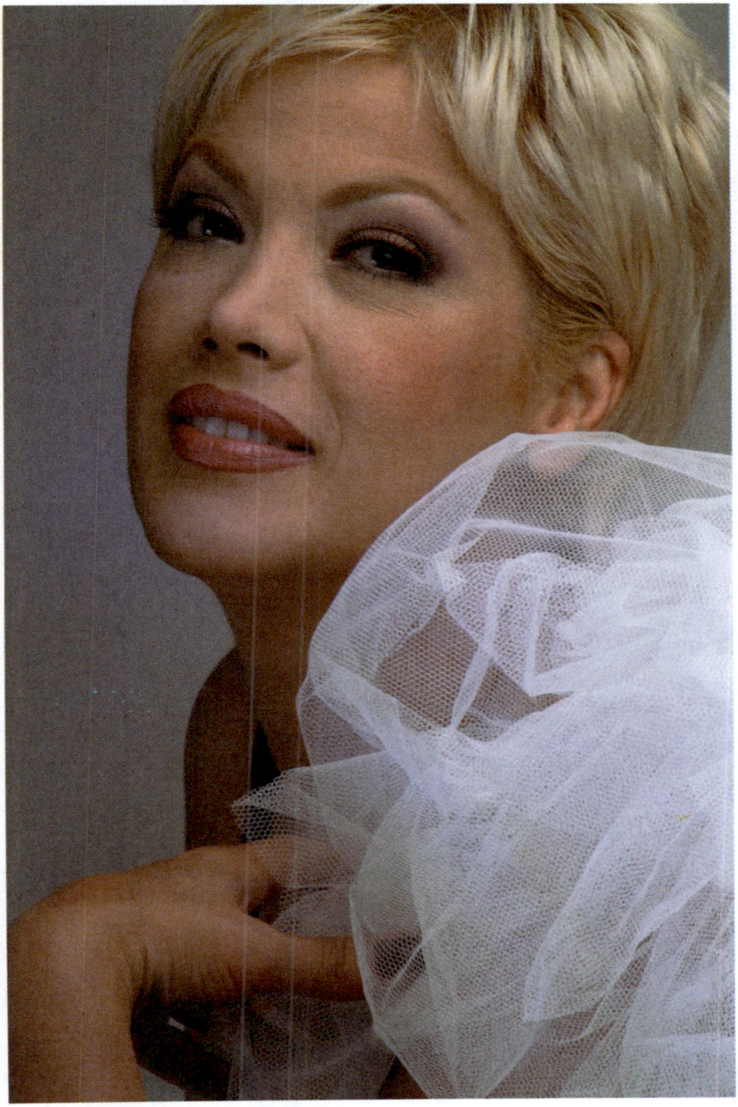

## FOTOĞRAF MAKYAJI

Gündüz ışığı ile **stüdyo ışığı** mavi ve sarıları farklı iki ışıktır.

Günlük makyajın kurallarını fotoğraf makyajı için uygulayabilirsiniz. Ancak stüdyo ışığındaki çekimlerde mavi göz farı, kavuniçi tondaki allıklar, kırmızı tonlu rujlar gözün algıladığından **çok farklı çıkar.** Bu tonların kullanılması zorunlu çekimlerde özel ışık kullanılır.

Sizin vesikalık fotoğrafınız için gittiğiniz stüdyo böyle bir lüksü kullanmadığından, fotoğraf çektireceğiniz zaman şeftali tonu ruj ve allıkları, gri, lacivert, vizon renkli göz makyajını tercih edin.

## GENÇ KIZ MAKYAJI

Bir an önce kadın güzelliğine kavuşmak için gizli bir heves duyduğunuzu biliyorum. En şatafatlı farlar ve seksi rujlar sizi çekiyor! Teninizin genç, sağlıklı olmasına rağmen bol fondöten sürüp bulanmak istiyorsunuz, tıpkı beğendiğiniz starlar gibi...

Ancak **doğru olan**, sizin tüm tazeliğinizi makyaj olduğunu hiç belli etmeden güzel kılmaktır. Genç yaş "dirilik" demektir ve birçok renge bulanarak hoş görünmezsiniz..

Önce şunu benimseyin: **Ben gencim ve makyajım neşeli olmalı, sade olmalı.**

### TEN

Cildinizin fondöten kullanmaya ihtiyacı yoktur! Evet yok! Ama tüm magazin dünyası ve yakın takipte olduğunuz starların cildi sizi çekiyor ve kadınlığın bu hoş hareketi **teni renklendirme** konusunda kendinizi tutamıyor ve bir fondöten alıyorsunuz!

Kulağınızı dört açın, size bir gerçekten bahsedeceğim!

Eğer her gece, süt-tonik ile cildinizi iyice temizleyip yatmayacaksanız, fondötenin altına **her kullanımda** bir **koruyucu nemlendirici** sürmeye üşenecekseniz asla bu ürünü kullanmayın! Çünkü hormonlarınız ve salgılarınız gereği cildiniz bu örtüye tepkisini sivilcelerle verecek ve siz bunları yok etmekle uğraşırken ileriki yaşlarınıza kötü ve lekeli bir cilt bırakmış olacaksınız! Anlaştık mı? Tamam, gidin kendinize tam teninizin renginde şeffaf bir fondöten alın. Hatta renkli nemlendirici tabir edilen fondötenler daha size uygundur. Hafif bir pudrayla fondötenin oturmasını sağlayın. Sıra gözlerde.

## GÖZLER

Far olarak uçuk, sevecen renklerle pastel, sedefli ve biraz da şekerli renkler deneyin. Mesela, şeker pembesi, sedefli nil yeşili, sedef sarı, uçuk su mavisi, lila, lavanta gibi..

**Buz renkleri** denilen tüm farlar ve allıklar siz genç kızlar için idealdir.

Eye-liner ve kalemle çerçeveler yapmak size göre değil... **Maske takmış** palyaço gibi bir küçük kız olmak yerine, güzelliği ışıldayan bir genç kız olmanız için ıslatılmış farı bir fırça yardımıyla gözkapağına ve alt kirpik çizgisi boyunca uygulayın.

Rimeli, doğal olması için, kahverengi ve koyu gri seçin. Siyah, bu yaş için fazla sert olacaktır.

Kaşlarınızı doğal dağılımını fazla değiştirmeden şekillendirin. Kaş alım şekli için kitabın içinde ölçüleri bulacaksınız. Kaş kavisini fazla **belirlemeden** ve mümkün olduğunca fazla inceltmeden kaşlarınıza şekil verin...

Sizden yaşça en az 10 yaş büyük bir kadına sorun: "**Kaşlarından memnun musun?**" diye. Size aynen şöyle cevap verecektir:

-Keşke moda oldu diye (ya da bir sevdiğim şarkıcıda görüp özenerek) kaşlarımı bu kadar inceltip şeklini bozmasaydım! Şimdi yeniden şekle sokmaya çalışıyorum ve asla ilk doğal halindeki tüy çıkışı olmuyor!

Kaşlarınızın gözkapağının üzerine inen birkaç fazla tüyünü cımbızla temizleyip,bir fırça yardımıyla yukarı taramanız, uzun olanları bir makas yardımıyla yukarı tarayarak kısaltmanız bile yeterli olacaktır.

## ALLIK

*Krem allıklar siz gençler için pratiktir ama uygularken eliniz alışana kadar leke yapma olasılığınız var. Bunun için çok doğal* ***şeftali ve çilek*** *tonlarından toz allık kullanmanız gerek. Allığı* *çok hafif ve belli belirsiz kullanmalısınız. Yanaklarınızın renklendirildiği belli bile olmamalı. Sanki koşmuşsunuz da pembeleşmiş gibi durmalı.*

**RUJ**

Dudak renginizden biraz daha pembe yahut **dudak eti renginin** biraz daha kırmızıya bakanı sizin renkleriniz! Ruj alırken şeffaf ruj seçin.Yani örtücülüğünden çok ıslak bir renk vermesi önemli burada. Nemlendirici özelliği olan rujları seçin. Hafif metalik su rengi rujlara da yanaşabilirsiniz. Ancak lütfen, bordo, kırmızı, mor, fuşya ve kahverengi tonlardan uzak durun.

Genç kızların, olgun kadınlara göre daha spor giysi tarzları olduğundan makyajda yoğun renklere de ihtiyaçları yoktur. Çoğunlukla kot kumaş, t-shirt, sweat shirt, çiçekli ve baskı desenli etek ve montlardan oluşan bir gardropları olduğundan makyajda da **spor bir tarzları** olması gerek.Yani kırmızı rujlar, siyah farlar, dudak kalemleri, koyu göz içi (kholl) kalemleri kızıl allıklar size göre değildir... Taşıyabilecekleri en yoğun renk limiti sedefli bir eflatun far ya da turkuaz bir göz kaleminden öteye gitmemelidir.

Mezuniyet ya da 17 . yaş gününü kutlama gibi özel bir günde, tabii ki daha belirgin makyaj yapmaya eğiliminiz olacaktır. Ancak böyle bir günde dahi saf ve duru güzelliğinizi kadın gibi koyu makyajla kirletmeye hakkınız olmadığını bir kez daha düşünün.

**Özel bir gece için** süslenmek ve duru bir güzellikle kendinizi belli etmek istiyorsanız:

Önce renkli bir nemlendiriciyle teninizi şeffaf bir ışıltıya kavuşturun.İçinde **hafif** simler olan sedefli bir fondöten de olabilir.

Kaşlarınızı yukarı ve şakaklara doğru tarayın.Sabit kalmalarını istiyorsanız kaş tarağınıza biraz saç spreyi sıkabilir ya da az jöle kullanabilirsiniz.

Gözkapağına toz pembe, buz mavisi, sedefli sarı tonlarında farı yayıp, kahverengi bir göz kalemiyle kirpik diplerini incecik bir hatla belirleyin. Göz üstüne simler, taşlar motifler yapıştırmaya niyetlenmeyin. Unutmayın **fazla süs** görünümünüze çoğu zaman güzellikten çok çirkinlik getirir

Rimel olarak gece bile olsa kullanmanız gereken kahve tonudur. Dilerseniz gri maskara da olabilir ama asla siyah değil! Kirpiklerinizi şakaklara doğru çekerek renklendirin

Çok hafif bir pembe-mercan rengi allıkla elmacık kemiklerinizi belirleyin.

Ruj olarak da yine mercan ya da pembe tonlu bir parlatıcı kullanın. Dudak kalemine ihtiyacınız yoktur ama dilerseniz dudak çevresini dışından bej bir kalemle çerçeveleyebilirsiniz. Bu daha kalkık uçlu dudaklar yapacaktır.

## 50 YAŞ ÜSTÜ MAKYAJI

Nedendir bilinmez, **süs ve makyaj** hep genç ve orta yaşa yakıştırılır. Kozmetikler onlar hedef alınarak üretilir, makyaj ürünü reklamları onları tavlamak içindir... Geleneklerimiz de olgun yaştan sonra kadına "Git emekliliğini yaşa, artık yaşamda görüntünle önemi olmayan birisin" der sanki! Halbuki ruh ve akıl olgunluğunun tam olduğu bu evrede, kadının kendini sevmeye ve sevdiklerine güzel görünmeye her zamankinden daha **çok ihtiyacı vardır**.

Yaşı 50'nin üzerinde olan hanımlara süslendikleri zaman "Ne kadar yaşam sevinci dolu" diyenler de var;" "Bu kadar yaşını başını almış niye süsleniyor ki" diyenler de...! Hoş olmayı istemek yaşamı sevmekle ona tutunmakla ilgilidir. Bunun için, yaşınız **olgun yaşı** geçse bile aynaya baktığınızda kendinizi huzurlu hissetmeniz için makyaj yapmalısınız. Önce kendinizi, sonra sevdiklerinizi ne kadar önemsediğinizi anlatmak için.

Tabii ki, yaşla beraber tenin diriliği azalacak, gözkapakları daha düşük görünecek, hafif bir gıdı kendini gösterecek, dudak etrafında minik çizgiler çıkacak ve boyun eski diriliğinde olmayacaktır. Ama unutmayın ki göz şekli kadar **gözün içindeki ışık** da yaşama sevinci ve diriliği gösterir. Bedeniniz ya da cildiniz seneleri geçirmiş olsa bile sizin içinizde sevgiye ait ne biriktirdiğiniz önemlidir! Makyajla daha neşeli, sağlıklı ve pırıl pırıl bir yüz yaratılabilir. Bunun da kuralları var.

**<u>Önce ASLA yapılmaması gerekenleri sıralayalım:</u>**

- Sedefli fondötenler, farlar seçilmemeli. (Kırışıkları belirginleştirir)
- Koyu fondöten ve bronzlaştırıcı pudralardan kaçınılmalı.
- Kuzgunî siyah, sandre sarı, külü yoğun (yeşile bakan) saç

tonları, kızılı yoğun saç renklerinden kaçının. Bunlar yüzdeki çukurları daha belirgin ve yorgun gösterirler.

- Kalın eye-liner ve yoğun çerçeveli göz makyajı seçilmemeli.
- Gözkapağı üzerinde pembesi yoğun ve kızıl tonlarda far kullanmayın.
- Kalemle net çizilmiş,koyu renkte kaşlar yapmayın.
- Dudak çevresinde kalın, belirgin kalem hattı çizmeyin.

**50 Yaş Makyajının Kuralları**

**TEN:**Fondöteninizi açık ton seçin ama asla hortlak gibi bembeyaz renge meyletmeyin. Çizgilerin içlerini doldurarak daha **diri bir görünüm veren**, hatları yumuşatan aynı zamanda kırışıklara bakım yapan özel formüllü yumuşak fondöten cinsinden tercih yapın. Pat krem cinsi nemlendiricili ve yağı ayarlı fondötenler tam size göre. Yaşla birlikte suyu ve yağı azalan cilt, fondöteninizi doğru seçerseniz olduğundan daha genç bir görünüm kazanır ve makyajınız daha uzun süre kalıcı olur. Ten yaşla birlikte açılır ve pigmentasyonu değişir. Eğer yüzünüzde yaş lekeleri denilen koyuca lekeler belirmişse, bunların üzerine de gözaltı kapatıcınızdan sürüp tenle rengini eşleştirebilirsiniz. Fondöteni bunun üzerine uygulamaya geçebilirsiniz. Pudraladığınız cildin üzerinden fazlasını fırçayla süpürün ve kaşlara geçin.

### KAŞLAR

Seyrekleşen kaşlarınızın boşluklarını, kalemle çizmek yerine vizon rengi bir farı **suyla ıslatarak** doldurun. İmkânınız varsa kaşlarınıza kalıcı makyaj yaptırın. Bu, sizi her gün kaşları yeniden belirlemekten kurtarır ve uzman elinde doğru şekillenmiş bir kaş yapınız olur.

## GÖZLER

Yaşla birlikte gözdeki en belirgin değişiklik küçülmedir! Ağız gibi göz de daha çukura kaçar, ön plandan çekilir, kirpikler azalır, gözkapağı daha düşük olduğundan çekikliğini yitirir. Bunun için göz makyajı yapmak üzere kendinize 2 ton **mat far** ve bir asal renk belirleyin. Mesela mat gri (füme) ve kahverengiyi gölge far olarak seçin. Asal renk olarak da tatlı bir somon rengi yahut nil yeşili...! Uygulayacağınız teknik için, göz makyajı bölümümüzdeki "düşük gözkapağı için makyaj"a bakın. Kirpikleri gür gösteren rimellerden kullanabileceğiniz gibi en pratiği kendinize bir çift **doğal takma kirpik** almanızdır. Durun, hemen itiraz etmeyin... Takma olduklarını siz bile fark edemeyeceksiniz ama göz derinliğini sağlamak için takma kirpikler mucizeler yaratır, unutmayın. Arzu ederseniz bir aylık kullanımı olan, tek tek yapıştırılan ve duşta bile çıkmayan kirpiklerden ekletebilirsiniz. Özel yapıştırıcısıyla kendi kirpiklerinizin arasına yerleştirilen bu kirpik parçaları hem sizi ayna önünde vakit geçirmekten kurtaracak, hem de aydınlık, doğal bir bakış sağlayacaktır. Deneyin.

Takma kirpikler, mat farla gizlenmiş göz çukuru ve neşeli bir somon rengi size gözlerinizdeki canlı pırıltıyı yeniden armağan edecektir.

## ALLIK

Allık renginizi seçerken saf şeker pembelerinden vazgeçin ve somona da pek yanaşmayın. Çünkü somon, içerdiği sarı tonu ve pembe canlı ışığıyla allığınıza "sahte" bir duruş verir. En doğrusu **şeftali tonu kırık bir pembe** seçmektir.

## RUJ

İşte yüzünüze canlı, neşeli izi bırakacak en önemli renk burada olmalı. Dudaklarınızı boyarken kitaptaki "küçük dudağı büyültmek" bölüme göz atın. Dudak kaleminizi rujla aynı tonda seçmeye özen gösterin, zira çerçeve belirgin olunca dudak şekli de ortaya çıkar. Halbuki burada bizim yapmak istediğimiz: **doğal bir şekilde ağzı büyütmek.** 50 yaş üzerindeyseniz muhtemelen dudak kenarlarındaki kırışıklar da belirgindir. Koyu kalem bunları da vurgular. Demek ki aynı renkte kalemle dudak çerçevesini dıştan belirleyip, içini bir fırça yardımıyla renklendireceksiniz. Renk seçiminde sedefli olmak şartıyla tüm renkler emrinizde... Umarım bordo, kiremit,mor gibi ruj tonlarına merakınız yoktur! Çünkü bu renkler hem ağzı daha küçültür,hem daha hüzünlü renklerdir, hem de **dudak kenarlarında çizgileri** belirginleştirme riski vardır. Mat dudak renginde pembeler, gül kuruları, yavruağzı, sedefli pembeler, pırıltılı parlak rujlar emrinizde...

50 Yaş makyajını **genel imaj olarak** tamamlamak için birkaç öneri daha ilave etmek gerekirse,mümkün olduğunca kahverengi, hardal yosun yeşili bordo giysilerden kaçınmanızı önereceğim. Hüzünlü bu renkleri **koyu** oldukları için tercih ediyorsanız direkt siyaha yönlenin, tarzınız çok daha ağırbaşlı ve aynı zamanda da dinamik olacaktır. Sadece siyaha bürünmeyin. Giyiminizde mutlaka bir ikinci tamamlayıcı renk olsun. Benim önerim şık eşarplar olacak! Boynunuza ya da omzunuza alacağınız, belki de özel taşlı bir broşla tutturacağınız şal-eşarplarla olgun bir dirilik sergileyeceğinizden emin olun.

## ÇABUK ÇIKMAM GEREK / EKSPRES MAKYAJ

Tam koltuğa yayıldınız ki bir telefon geldi, davete katılmanız gerek, hazırlanmak için sadece yarım saatiniz var! Yahut evdeki işlerden vakit kalmadı, son dakikaya bıraktınız makyajınızı! Ya da en zoru sabah işe yetişeceksiniz ve makyaja (işyerinde tuvalette devam etmek üzere) sadece 15 dakika ayırabileceksiniz! Bu ekspres makyajla istediğiniz davete koşabilirsiniz. Ama "sadece 5 dakikam var" diyorsanız, fazla bir değişim beklemeyin,kusurların örtülmeden yüzün sadece renklenmesi için **jet makyajı** uygulayın

Tamam işte, bu satırlar size. **İşte ekspres makyaj:**

- Nemlendiriciyi sürün.Göz altlarınıza kapatıcıyla 2-3 darbe iz yapın ve sünger yardımıyla yayın. Fondöteninizden avucunuza bir fındık büyüklüğünde koyun ve süngeri batırarak çabuk hareketlerle tüm yüze yayın. (4 dakika)

- Toz pudra ve ponpon yardımıyla tüm yüze matlık verin. (1 dakika)

- Kaşlarınızı fırçalayın. Gözkapağı üzerine tek renk farınızı ister parmak uçlarınızla,ister fırça yardımıyla sürün. (2 dakika)

- Göz kalemiyle üst kirpik dibini belirleyin ve rimel sürün.(3 dakika)

- Yanakları allıkla renklendirin. (1 dakika)

- Dudak çerçevesini kalemle belirleyip içine fırça yardımıyla ruj sürün. (2 dakika)

## JET MAKYAJ

- Nemlendirici sürün. Göz altlarına kapatıcıyı uygulayın. (2 dakika)
- Kirpikleri rimelleyin. (1 dakika)
- Yanaklara allıkla renk verin. (1 dakika)
- Dudak çerçevesi yapmadan bir parlatıcı sürün. (1 dakika)

## MAKYAJ MALZEMESİ NE ZAMAN BOZULUR?

Kadınların makyaj malzemesi edinme konusunda ne kadar hevesli olduklarını ve her yeni çıkan ürüne hemen talip olduklarını bilmek için kâhin olmaya gerek yok! Evde dört tane pembe rujunuz olsa da yeni bir pembe ruj almanızı hiçbir şey engellemez...Böylece bir yılın sonunda makyaj çekmecenizde ve makyaj çantanızda sadece 4-5 kez kullanılmış malzeme ordusu birikir. Bir gün ayıklamak zorunda kalmanız için ya alerji dökmeniz yahut kaşınmanız gerekir. Ürünlerinizin kullanım sürelerini aşmayın. İçinde bakteri üremiş bir rimeli kullanmaya devam ederek ciddi göz rahatsızlıklarına yakalanabilir, ayrışmış bir fondöteni kullanarak cildinizi zedeleyebilirsiniz. Bunun için makyaj malzemesinin ömrü ne kadardır, bilmenizde fayda var. Vakti geçen ürünü atmaya kıyamazsanız bedelini sağlığınız öder. Tüm malzemenizi güneşten ve sıcaktan sakının.

### MASKARANIN ÖMRÜ

En sık kullanılan makyaj malzemesi olmasına rağmen içinde en çabuk mikrop üreyen ürün cinsidir. Eğer kapağını hiç açmadıysanız iki yıl içinde tüketmelisiniz. Açılıp kullanıldıysa en fazla altı ay içinde artık kullanıma müsait olmayacak kadar bozulmuştur. Kapağını gevşek kapamayın.İçine su ilave etmeyin. Rimel fırçasını ürün bittikten sonra iyice sabunlu suyla yıkayıp kaş tarama fırçası olarak kullanabilirsiniz.

## FONDÖTEN ÖMRÜ

Bozulduğunu anlamanız için koklamanız ve iki parmağınız arasında ürünü ezmeniz yeterlidir. Topaklanma ve renkte ayrışmayla bozulma kendini gösterir.

Ambalajını açmadıysanız 12-18 ay kadar ömrü vardır. Açıp kullandıysanız, yani havayla ve elle temas ettiyse altı ay içinde tüketmeniz gerek. Altı ay geçmişse size **alerji yapmasını beklemeden imha ediniz**. Pat fondötenlerin ömrü daha uzundur. 12 ay kullanımı mümkündür.

## PUDRA ÖMRÜ

Nemli ve ışıklı yerde saklamamaya özen gösterin.Ağzını her kullanımdan sonra sıkıca kapatın. Bozulan toz pudra sert bloklar oluşturur, kokusu rahatsız edicidir. Toz pudranızın ömrü, ambalaj açılıp kullanıma başladıktan sonra 3 yıldır. Taş pudraysa en fazla 10 ay sonra **bitmemişse bile atılmalıdır.**

## RUJUN ÖMRÜ

En çok sayıda alınan kozmetik, rujdur. Bozulduğunu anlamanız çok kolaydır. Rujun üzeri terleme şeklinde yağ noktacıklarıyla kaplanır, renk değişime uğrar ve kokusu ağırlıkla **pastel boya gibi kokar.** Çok soğuk (buzdolabı) ya da çok sıcak (kalorifer yanı) ortamlarda bozulma süreci hızlanır.

Kozmetik sanayiinde ruj, oje ve göz farlarına sedefli bir görünüm kazandırmak amacıyla katkı maddesi olarak Bizmut oksiklorür (BiOCl) kullanıldığından, sedefli rujların ömrü açılmadan 30 ay, açıldıktan sonra 6 aydır. Mat rujlarınsa ambalajı açılmadan 3 yıl, kullanılmaya başlandığından itibaren de 12 aydır.

## KALICI MAKYAJ NEDİR

Kadının hayattaki duruşu ve kotardığı işler yükseldikçe zamanı daha da kıymetleniyor ve bakımlı olmak gitgide daha da zorlaşıyor. Her gün makyaj yapmak zorundaysanız, kaşlarınıza, dudak çerçevesine, göz kalemine her gün vakit ayırmaktan sıkılıyorsanız ve pratik bir şeyler arıyorsanız kalıcı makyaj imdadınıza yetişiyor. Kalıcı makyajla aynı zamanda asimetri bozuklukları bazı ufak kusurlar da kapatılabilir. Günlük makyaj malzemelerinin yüzde duruşuyla kalıcı makyaj mukayese edildiğinde **kalıcı makyaj daha doğaldır.** Hatlar flu ve doğal durur. Kalıcı makyaj bir çeşit ince dövme işidir. Yani cilt tabakasının hemen altına,cilde zararı olmayan mineral **renk pigmentlerinin** yerleştirilmesi işlemidir. Bu işlem eğitimini almış uzman tarafından, steril ortamda ve sadece size özel iğneler kullanılarak gerçekleştirilir. Bu işlemde kullanılan pigmentler (boya maddeleri) zamanla hücrelerin fizyolojik fonksiyonu ile (fagositoz) yok olur. Hücre, pigmenti içerisine alır, parçalar ve yok eder. Bunun için **kalıcı makyajın kalıcılığı** 2-3 senedir.

Kalıcılık cildinizin tipiyle de ilişkilidir. Bazı ciltlerde boya tamamiyle yok olmaz. Kullanılan boya maddesi kesinlikle **zararlı değildir**, yine de ne tür pigment kullanılacağı konusunda uzmana danışın.

Bu işlemin ağrısız olduğunu söyleyemem. Ağrı hissi biraz da kişinin hassasiyetine bağlı. Ama alınacak sonucun ne denli rahatlatıcı olduğunu kabul ederseniz, bunun yanında duyduğunuz batma hissinin çok az kalacağını düşünüp kendinizi avutabilirsiniz.

Eğer ağrı eşiğiniz düşük ise uzmanınız bir doktor ile birlikte çalışabilir. Yine de benim canım tatlı diyenlerdenseniz, uzman kişi bir özel kremle kalıcı makyaj yapılacak bölgeyi uyuşturabilir. Yahut doktor gözetiminde lokal anestezi de yapılabilir.

Kalıcı makyajla makyajınızın akma derdi ortadan kalkar.

Kalıcı makyaj birçok kadın için **gerçek bir kurtarıcıdır**. Gözlerinizin alerjik olduğunu, yahut ellerinizin sürekli titrediği bir rahatsızlığınız olduğunu düşünün! Makyaj yapmak ne kadar zor olacaktı sizin için... Gözlerinizin ileri derecede miyop olması da makyaj yapmanızı zorlaştırır. Kalıcı makyaj sizin için bir kurtarıcıdır bu durumda. Kirpik ve kaşlarınız seyrek, açık renkte ya da dökülmüşse kalıcı makyajla kendinizi çok huzurlu hissedeceğinizden emin olun!

## NASIL YAPILIYOR?

Kalıcı makyaja karar verdiğinizde uzman kişi ile karşılıklı oturup önce uygulanacak bölgedeki pigmentin rengine birlikte karar verirsiniz. En az 50 ayrı tonda kahverengi olduğunu burada belirteyim. Mutlaka biri sizin saç renginizle doğal uyumu yakalayacaktır.

Örneğin seyrek kaşlarınıza **kalıcı makyajla şekil vermek** ve onları daha gür göstermek istiyorsanız, önce saç ve ten renginize göre kullanılacak tonu belirlersiniz. Kaşa suluboya fırçası gibi bir kalemle renkle şekil verildikten sonra, uzman bir kez daha onayınızı ister. Ardından şeklin sabitlenmesi için iğne ile deri altına zerkine geçilir.

Uygulamanın ardından 24 saat kadar bölgede hafif bir şişlik olabilir. Minik kabuklar oluşur. Kesinlikle koparılmamalı kendiliğinden düşmesi beklenmelidir. Kabuklar cildinizin kendini yenileme özelliğine göre yavaş ya da hızlı düşer. Bir hafta içinde kendinizi çok daha güzel ve huzurlu hissedersiniz.

Kalıcı makyaj uygulaması tekniğiyle dövmelerde; daha önceden yapılmış, ama artık istenmeyen şekillerin çıkartılması da mümkündür.

**Kalıcı makyaj ilginizi çektiyse, bakın size neler sunabiliyor:**

- Dudak çevrenizi belirleyebilir, daha dolgun dudaklara kavuşabilir,
- Kaşlarınızın simetrisini sağlayabilir ve gür gösterebilir,
- Saçlı deride kel bölgeleri kamufle edebilir,
- Kemoterapi izlerini gizleyebilir,
- Vitiligo (ciltteki beyaz lekeli yerler) lekelerini örtebilir,
- Göz çerçevesini kalem çekilmiş gibi belirleyebilir,
- Seyrek kirpiklerinizi gizleyebilir,
- Yara izlerini kamufle edebilirsiniz.

Yaralarda sadece yara durumu geçmiş, **olgun yara izleri** kalıcı makyaj tekniğiyle kapatılabilir. Yara izlerinde farklı tonlar olduğundan, uzman değişik renkleri birleştirerek uygun renkler seçerek çalışır. Yara izlerinde tam başarı elde etmek için **2 veya 3 seans** gerekir. Her **seans arası** 3 hafta ile 1 aydır. Ayrıca unutmayın ki her mikro pigmentasyon işleminden sonraki günlerde zerk edilen rengin yaklaşık % 50'si kaybolur.

Erkekler için de, sakallardaki seyrek yerlere kalıcı makyaj tekniğiyle küçük gri kıl kökü noktaları yapılarak, sakal boşluklarının kapatıldığını, kafa derisindeki saçkıran olmuş ve artık saç çıkmayan küçük bölgelerin de pigmentlerle kapatıldığını burada zikredelim. Belli olmaz bir gün bu konuda sıkıntı yaşayan bir erkek tanıdığınız olursa yardımınız olabilir.

Kalıcı makyaj kadınların yaz aylarında en büyük kurtarıcılarından biridir. Sıcak dolayısıyla her gün makyajı akan hanımlar bu sayede deniz mevsiminde de her dem bakımlı görünebilirler.

## GÖZLÜKLÜ BAYANLAR VE MAKYAJ

Makyaja başlarken bunun bir uyum bütünlüğü olduğundan ve oranların eşitliğinden söz ettik. Renkler, ten ve orantılar kurallara uygun harmanlandığında "güzel" kelimesinin gerçek anlamını bulduğunu anlattık. Makyaj yüz üzerinde eşitlemeler olduğuna göre, gözlüklü hanımların **gözlük seçiminde** farklı kriterleri düşünmeleri gerekiyor. Mesela gözlük kullanan kadınların allıklarını göze daha yakın sürmeleri gerekir.

Cam ardında kalan makyaj daha silik görüneceğinden renkleri daha cüretkâr kullanabilir ve göz kalemlerini daha belirgin yapabilirler. Gözlük çerçeveleri hem renk olarak hem şekil olarak yüz bütününü çok etkileyen bir faktördür.

Bunun için yüz şekline göre doğru tercihi yapmanız gerekiyor. Normalde gözlük çerçevesi yüzün büyüklüğüyle orantılı olmalı. Yani küçük suratlara küçük,iri yüzlere büyük çerçeve seçilmeli. Bir diğer seçenek de çerçeve şeklinin yüz şekline zıt olmasıdır. Yani yuvarlak yüze çekik gözlükler kullanarak hoş bir kontrast yakalanabilir.

Çerçeve rengi seçimi konusundaysa **ten renginizi** dikkate almanızda fayda var. Koyu tenli, siyah saçlı hanımlarda sarı ve beyaz metal çerçeveler çok şık durur ve parıldar. Açık tenli hanımlarınsa pembe, kırmızı, elektrik mavisi gibi canlı renk çerçeveler kullanması yüzlerine renk getirir. Yeşil ve sarı tonlarındaki çerçevelere meylederseniz **allığınızı daha yoğun** kullanmalısınız. Çünkü bu renkler tendeki sarıyı vurguladığından yorgun, cansız gösterebilir. Bunun için doğru bir allık seçimi gerektirir.

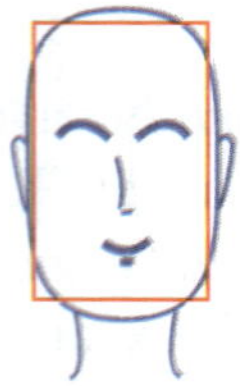

## UZUN YÜZE GÖZLÜK SEÇİMİ

Uzun bir yüzünüz varsa, yüzün genişliğini asla **taşmayan** bir çerçeve seçmeniz gerek. Yüz böylece daha geniş ve kısa görünecektir. Yuvarlak ve kare çerçeveler tam size göre. Gözlük genişliği çok dar olmamalı. Gözlük yüzde kaybolmamalı... Allık sürerken çerçevenin altını takip eden bir renk olmasına dikkat ederseniz yüzünüz daha da kısalacaktır.

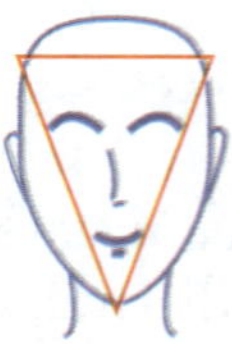

## ÜÇGEN YÜZE GÖZLÜK SEÇİMİ

Kitabın başındaki konumuza tekrar bir dönüp göz atın. Yüz orantılarında küçük bölgelere ışık renk, iri bölgelere gölge renk koyarak ilginin yönünü değiştiriyorduk. Üçgen yüzlerde de gözlük seçerken aynı kuralı uygulayacağız. Yüzün sivri yerine ilgiyi azaltmak için göz bölgesi vurgulayacağız. Şakaklara doğru sivrilen **çekik** köşeli çerçeveler bu iş için biçilmiş kaftan! Çerçeve seçiminde alt çerçevesi olmayan, üst hatları kuvvetli ve düz modeller seçin. Kalın metal formlar kadar, akik **üzeri taşlı modeller** de tam size göre.

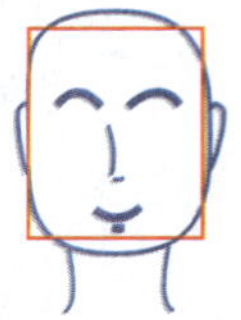

## KARE YÜZE GÖZLÜK SEÇİMİ

Kara yüzde çene kemikleri belirgindir.Alın da genişçe olduğundan önce alın bir perçemle gizlenmeli ve seçilecek gözlük tipi de **yumuşak hatlı** olmalıdır. Klasik oval çerçevelere yönelin. Çerçeve rengi konusunda, koyu renk saçlı ve esmerseniz metal renkler tercih edin,açık tenliyseniz şeffaf renkli olanlardan yararlanabilir dikkati yüz şeklinin sertliğinden uzaklaştırabilirsiniz.Yuvarlak formlarda çerçeveler de kullanabilirsiniz ancak kalın ve siyah olmamalı.

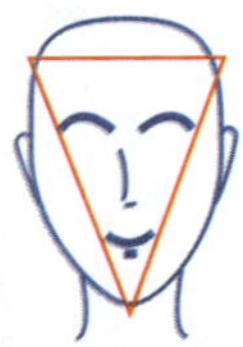

## OVAL YÜZE GÖZLÜK SEÇİMİ

Oval bir yüzünüz varsa her çeşit çerçeve kullanabilirsiniz. Kulaklara doğru yükselen, kare köşeli çerçeveler, kedi gözü gibi **çekik** çerçevelerle tarz yaratabilirsiniz. Çerçeve rengi olarak göz makyajınızı yoğun yapmaktan hoşlanan biriyseniz, köşeleri minik taşlı ya da renkli, çerçeveler gözlerinize cazibe katar. Eğer dudaklarınız inceyse ve dikkati çekmelerini istemiyorsanız kırmızı mika çerçeveli bir gözlük seçin. Dikkat gözlere toplanacağından ince dudaklarınız hiç göze batmayacaktır.

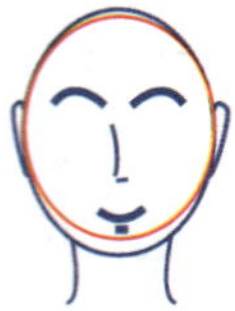

**YUVARLAK YÜZE GÖZLÜK SEÇİMİ**

Burada amaç yüzün yuvarlaklığını kapatmak, daha **uzun ve ince** görünmesini sağlamaktır. Çerçeve seçerken, yüzün genişliği kadar büyük veya çok az daha geniş çerçeve bakın. Köşeli, dikdörtgen, **geniş köşeli** formlar tam size göredir. Ancak çok kalın olmamalıdır. Canlı renkte çerçeve tercih edecekseniz şeffaf renkli olanlar daha neşeli bir ifade yakalamanıza yardım edecektir. Çekik çerçeveler daha uzun bir yüze neden olur. Üstü kalın çerçeveler gözlerinizin daha çekik durmasına yardımcı olur. Böylece yüz daha uzun görünür.

## BAŞÖRTÜSÜ, KADIN VE MAKYAJ

Bu, hassas, bir o kadar da kadının iç dünyasını yansıtan bir konu! Bunun için kumaş ve kadının teni arasındaki uyum ve renk konusunu anlatmadan önce, Doç. Dr. Şahin Filiz (Sakarya Üniversitesi İlahiyat Fakültesi) ve Prof. Dr. Zekeria Beyaz 'ın (Marmara Üniversitesi İlahiyat Fakültesi Dekanı) Milliyet gazetesinin ramazan özel ekinde yaptıkları açıklamalarla konuya girmek istiyorum.

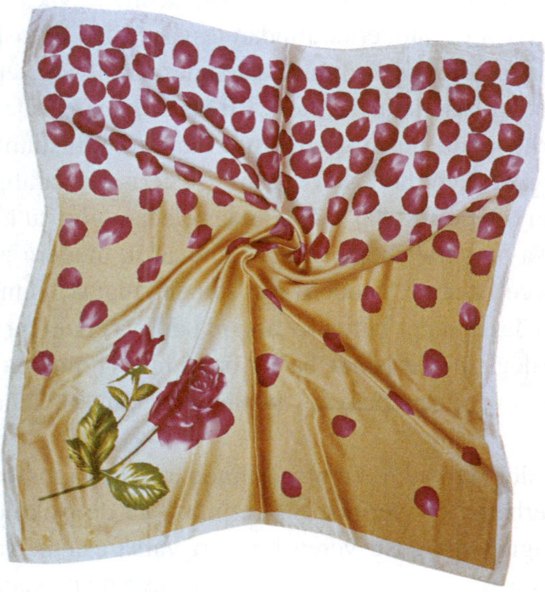

Bu bir makyaj kitabi ise elbette inanışı ya da **yaşam tarzı ne olursa olsun tüm kadınların ilgisini çekecektir.** Çünkü süs kadının doğasında vardır ve çağ değişirken onlar da kendi inançlarını zedelemeden çağa uymayı arzu edeceklerdir. Başınız örtülü bir yaşamı seçtiyseniz ve makyaj konusunda bir örtüşme olup olmadığını öğrenmek istiyorsanız İlahiyat Fakültesi'nden iki ünlü hocanın sözlerine kulak verin.

"Sadece modern Türk kadını dememiz sosyolojik ve tarihsel gerçeklere, dini mirasa daha uygun olur. İslam kadının kendi bedeni ile ilgili estetik amacıyla herhangi bir değişiklik yaptırmasını haram kılmıştır ve caiz değildir. Ama bir kadının güzel görünmek için vücudunda herhangi bir değişiklik yapmamak şartıyla, renkli lens kullanması, halhal, hızma takması, **makyaj yapmasında herhangi bir sakınca yok**. Bu aksine teşvik edilen, özellikle de Hz. Peygamber tarafından teşvik edilen hususlardır.

"İslama göre de kadının süslenmesi, makyaj yapması, ruj sürmesi aynı zamanda hakkıdır. Bir kadın hem içeride hem dışarıda zarif, kibar, güzel görünümlü olabilir. 'Müslüman hanım' modeli çizilirken, ne kadar süssüz, gösterişsiz, zarafet yoksunu olarak giyinirse o kadar fazla dindar olacağı görüşü hâkim.

"Oysa bu yerleşik kanaatin aksine, artık modern giyim tarzları sadece kendini "Modern Müslüman" olarak tanımlayan kadınlarda değil, diğer bütün kadınlarda ortaya çıkan bir görünümdür. Bu değişim içerisinde başını örten bir hanımın da kendisine çekidüzen vermesi, makyaj yapması, dudağını boyaması **hakkıdır.**

"Müslüman kadın zaruret halinde estetik yaptırabilir. Bedeninin herhangi bir yerinde bir çarpıklık ya da psikolojisini bozan, aşağılık duygusu veren bir yeri varsa estetik yaptırabilir. Kadınlar aşırı olmamak şartıyla sosyal çevrede palyaço gibi durmamak için sempatik ve estetik görünebilirler. Sosyal çevrelerinde de makyaj yapabilirler."

Bu açıklamaları okuduktan sonra makyaj teknikleri kitabıma başörtülü hanımlar için de özel bir bölüm ekledim." **Özel bir bölüm"** diyorum çünkü makyaj kuralları ten ve saç rengine göre işler. Ardından ışık-gölge oyunları devreye girer. Ama kadının yüzünü çevreleyen "saçı" değil de, rengi ve deseni değişen bir kumaş ise; tüm kuralları **eşarp rengi-ten-göz rengi** arasında tekrar düzenlemek gerekir.

Doğada yeşil, portakal rengi, mavi saçlı kadın olmadığına göre, eşarbın renginin makyajla tene uyumlu hale getirilmesini ya da tene uygun eşarp rengi seçilmesini size göstermem gerekti..

Baş ve boyun bir eşarpla örtüldüğünde yüz orantıları çok net şekilde ortaya çıkar. Başı örtülü olmayan bir hanım, uzun yüzünü alnına bir perçem koyarak gizleyebilir. Yuvarlak yüzlü bir hanım saçlarını tepede daha da kabarık tutarak yüzüne daha uzunca bir görüntü kazandırabilir. Ama eşarp takıldığında kafatası şekli tüm yuvarlaklığıyla belirgindir.

## KARE YÜZ-İRİ YÜZ SÖZKONUSUYSA NASIL EŞARP BAĞLAMALI?

Eğer yüzünüz kare ya da iri yanaklı, (toplu bir yüz) ise, siz de **eşarp altından saçlarınızın altına** bir destek koyarak daha oval bir yüz görüntüsü yakalayabilirsiniz.

Bunun için kaçmış eski naylon çoraplarınızdan yararlanabilirsiniz. İki naylon külotlu çorabı bir karış uzunluğunda bir rulo halinde iç içe koyup **bir uzun yastık yapın.** Saçınızı en tepeden alına doğru ayırın. Çorap yastığı kafanızın tam üstüne iki yandan saç tokasıyla tutturun, üzerine alnınıza doğru taradığınız saçı atın. Arkaya doğru tarayın. Kafanız 5 cm kadar daha yükselecektir. Üzerine başörtünüzü takın. İki yandan eşarbı yanaklarınızın da bir bölümünü örtecek şekilde bağlayın. Yuvarlak yüzünüz daha **ince ve oval** görünecektir. Gözlük kullanıyorsanız, yumuşak hatlı renkli bir çerçeveyle yüzünüzün sert hatlarını eşarpla birlikte kombine ederek yumuşatabilirsiniz.

## UZUN YÜZ SÖZKONUSUYSA NASIL EŞARP BAĞLAMALI?

Uzun yüzlü hanımlar,yüz orantılarını daha da inceltmek, ideal olan **"oval"** şekle yaklaştırmak için **eşarbı alnın ortasına kadar** indirmeliler. Baş üstünde herhangi bir yükselti olmaması daha iyidir. Çünkü burada amacımız yüzü üst bölümünden inceltmektir. Bunun için saçlarınızı da tepeden toplamamalı, ense kökünde bağlamalısınız. Evde eşarpsız dolaştığınızda da aynı alın kısaltma işini geniş bir kâkül ile yapabilirsiniz. Yuvarlak hatlı, yüz genişliğinizi asla geçmeyen bir gözlük modeliyle de mükemmel sonuç alırsınız.

## BAŞÖRTÜSÜ VE TEN

Makyaj konusu, çoğu zaman giysi rengine göre düşünülür. Ama doğru olan ten ve göz rengine göre genel uyumun kurallarına uymaktır. Doğallık, ten rengine göre seçim yapılarak yakalanır. Çünkü görselliğin içinde saçın rengi, saçın şekli, boyun ve dekolte de vardır. Giysi rengi bunların çok gerisinde kalır. Bunun için, **giyilen giysinin rengi** de, göz makyajının ya da rujun bir bölümünde "giysi rengini hatırlatan bir dokunuş yapılarak" makyaj tamamlanır.

Giysi ve makyajın birbirine saç ve boyun faktörü olmadan doğrudan birleştiği tek durum: Başın bir kumaşla -eşarp- doğrudan ve tamamen kapatılmasıdır. Yüzün tamamını çevreleyen eşarp rengi ve ten makyajla tamamlanır.

Bunun için kitabın tamamında sizlere gösterdiğim ve uyum şemalarıyla anlattığım renkler-ten uyumu, eşarp işin içine girdiğinde tamamen farklı bir boyutta incelenir.

Burada yüze çerçeve olan "**başörtüsü**" saç faktörünün yerini alır, birinci plana çıkar ve tüm makyaj ***göz rengi - ten rengi - eşarp rengi*** arasında uyum yakalanmasından oluşur.

Başını eşarpla örten hanımların, saçlarını yüz etrafında şekillendiren hanımlara göre işleri daha zor! Neden mi? Çünkü onların tüm yüzü eşarpla çerçevelendiğinden ilgi yüz orantılarına odaklanıyor. Kaşlarının doğru kalınlıkta olup olmaması daha çok göze batıyor, eğer yanaklarda bir çıkıklık varsa daha da tombul görünüyor. Saç faktörü **örtücü** ya da **dikkat dağıtıcı** olarak yok burada! Dolayısıyla türbanlı hanımlar eğer makyaj yapıyorlarsa, ciltlerine, kaşlarına, kirpiklerin, velhasıl yüz orantılarının doğru olmasına çok daha fazla dikkat etmek zorundalar! İş sadece renkleri doğru seçmekle de bitmiyor...

Başörtüsü kullanıyorsanız, **önce kendi teninize** uygun tonlardan renkleri seçmelisiniz.

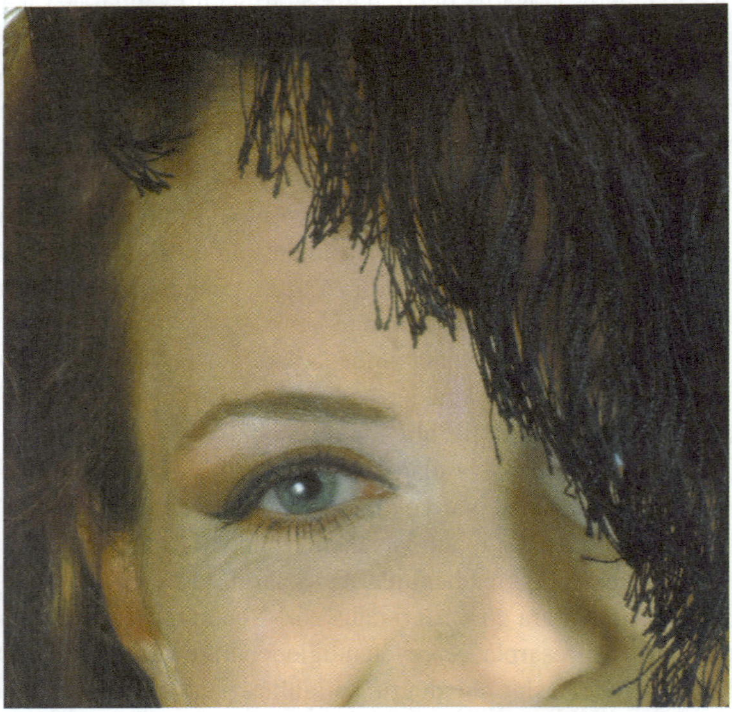

**Açık tenli** hanımlar tüm renkleri kullanabilmelerine karşın, civciv sarısı, karmen kırmızısı, ördek başı yeşili, canlı mavi gibi tonları **saf halde** kullanmamalılar. Mutlaka eşarbın içinde farklı ek renkler de olmasına dikkat etmeliler. Çünkü ten ile renk arasında keskin bir ışık ayrımı olacağından, yüze yapılan her renk ilavesi "boyanmış" intibası uyandırır. Oysa bizim amacımız doğal bir renklenme ile makyaj! Renkleri de eşarba göre ayarladığımızdan eğer açık tenliyseniz çok canlı renklerden kaçının.

**Esmer tenli** hanımların da hardal rengi, sarı ağırlıklı ve eflatunun sarıya bakan tonlarında eşarplardan uzak durmaları doğru olur. Bu renklerin içlerindeki "sarı", ten ile birleştiğinde cildinizi daha da sarı gösterir. Bu da daha yorgun ve hastalıklı gibi bir ten rengidir. Kahverengi, menekşe, hardal, eflatundan uzak seçimlere yönelin. Başörtüsü seçiminizi gri-mavi, turkuaz, pembe, karmen, nil yeşili tonlarından yapın. Makyajınızla ve eşarpla ten renginiz de değişecek, canlı, sıhhatli bir görüntü olacaktır.

Başörtüsüyle makyajı kombine edebilmek için bakacağınız en güzel yol gösterici tablo renk şemasıdır. Renk şemasındaki 3 ana renk (sarı, kırmızı, mavi) etrafında onlara yakın olan 3-4 tonu kullanarak eşarp (giysi)-far uyumunu bulabilirsiniz.

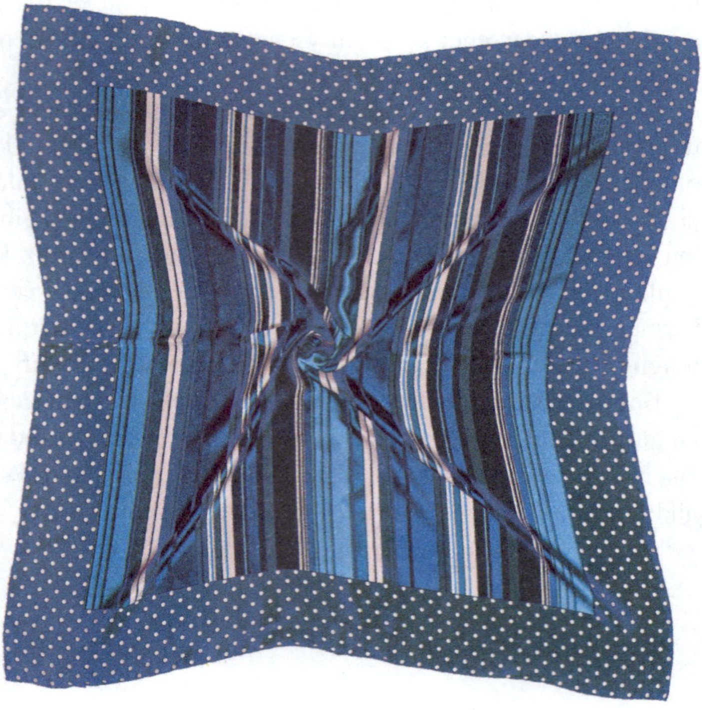

## Örnek 1

## MAVİ AĞIRLIKLI EŞARP

Mavi, her cildin rahatlıkla kaldırabileceği en sakin renktir. Ancak mavi deyip geçmemek gerek. Biliyorsunuz mavinin sarıya bakan tonlarından tutun da nil mavisinden, laciverte, gök mavisinden petrol mavisine kadar uzanan geniş bir yelpazesi var.

Renklerin harmanlandığı şemaya bir bakın. Mavi renk sarıya yaklaşırken ve kırmızıya yaklaşırken kaç ayrı tona bürünüyor.

Teninizesmerse lütfen sarıya yaklaşan mavileri seçmekten sakının! Sizi yorgun gösteren tonlar **mavinin sarıya yaklaştığı** tonlardır. Seçiminizi eflatuna bakan mavilerden (lavanta) yana kullanın. En uyumlu mavi turkuazdır.

Turkuaz rengi ağırlıkta olan bir eşarpla pastel pembe, su mavisi, füme, eflatun, fuşya, menekşe tonlarını gri gölgelerle kombine edebilirsiniz. Turkuaza en yakın ara renkler emrinizde! (Koyu esmerler, lütfen sarı içeren renklerden uzak durmaları gerektiğini hatırlasınlar.) Uyumlu allık ve ruj renklerini de "**renk armonisi şeması**"ndan seçebilirsiniz. Eğer sadece tek renk farla gözleri renklendirmek istiyorsanız, turkuaz eşarbı anımsatacak mavi yeşil karışımı bir kalemle alt kirpik dibini belirlediğinizde **eşarp-makyaj uyumu** tamamlanmış olur. Lacivert bir maskara da bu deniz rengi kumaşın göz makyajında ferah bir yansıması olacaktır.

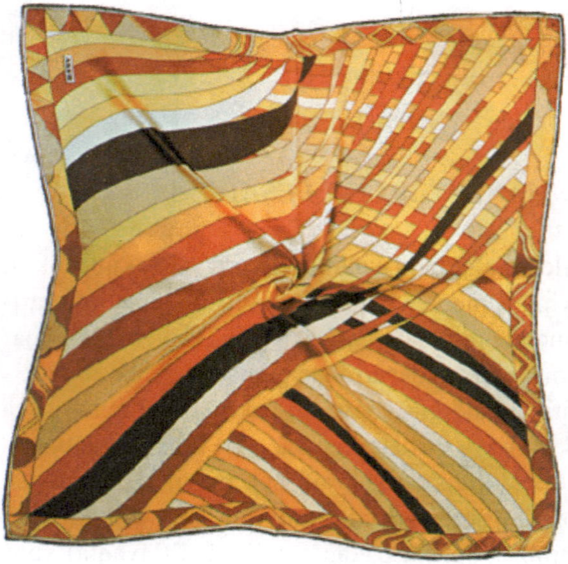

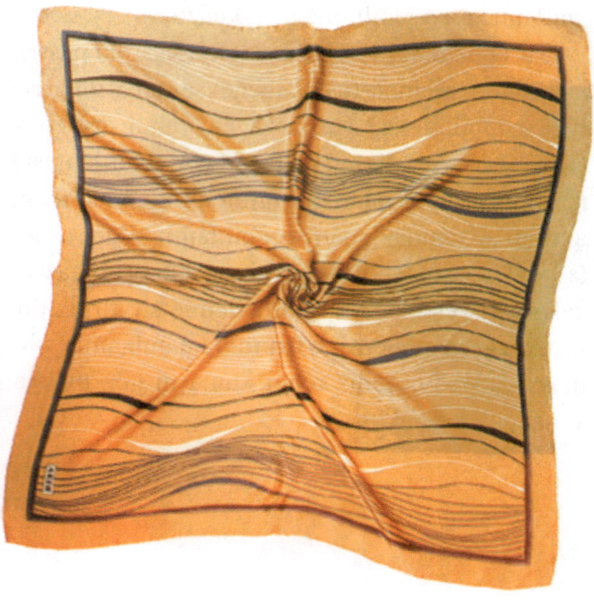

## Örnek 2

## SARI AĞIRLIKLI EŞARP

Nedense kahverengi ve hardal tonları, siyahtan sonra, "göze batmamak" için seçilen ikinci silik renktir. Ama çoğu kadın bunların ne kadar tehlikeli olduğunun farkında bile değildir. Daha **ağır ve oturaklı** görünmek için bu tonlara yöneldiğinizde ne kadar yorgun ve yaşınızdan büyük görüneceğinizi tahmin bile etmezsiniz! İllaki sarı diyorsanız bunu pembelerle, kırmızılarla ya da yavruağzı tonundaki renklerle karıştırmayı deneyin. En azından sizi yas tutar gibi görünmekten kurtaracak, biraz canlılık katacaktır giysinize ve makyajınıza... Canlı sarı için aynı ölgünlükten söz etmeyeceğim ama. Civciv sarısını her renkle kombine ederek kullanabilirsiniz. Ünlü markalar mor, lacivert, kırmızı ve siyahı canlı sarının en iyi arkadaşı olarak kullanırlar.

Hardal rengi, yosun yeşili, sarı, tütün rengi, kızıl renkler ağırlıkta olan bir başörtüsüyle kakao, sütlükahve, kiremit, krem, bej pembe, limon küfü, kehribar, tarçın rengi farları kullanabilirsiniz. Ruj ve allık kombinasyonları için **renk armonisi şemasına** göz atın. Sarı ağırlıklı eşarp takmanıza rağmen bu tonlarda makyajı sevmiyorsanız imdadınıza her zaman **nötr bir renk** olan gri-füme tonları yetişir! Bu tonlarda far kullanıp sadece alt kirpik dibine sarıyı anımsatan bir gölge renk yapmanız da (somon rengi mesela) eşarpla renk uyumunda size yardımcı olur.

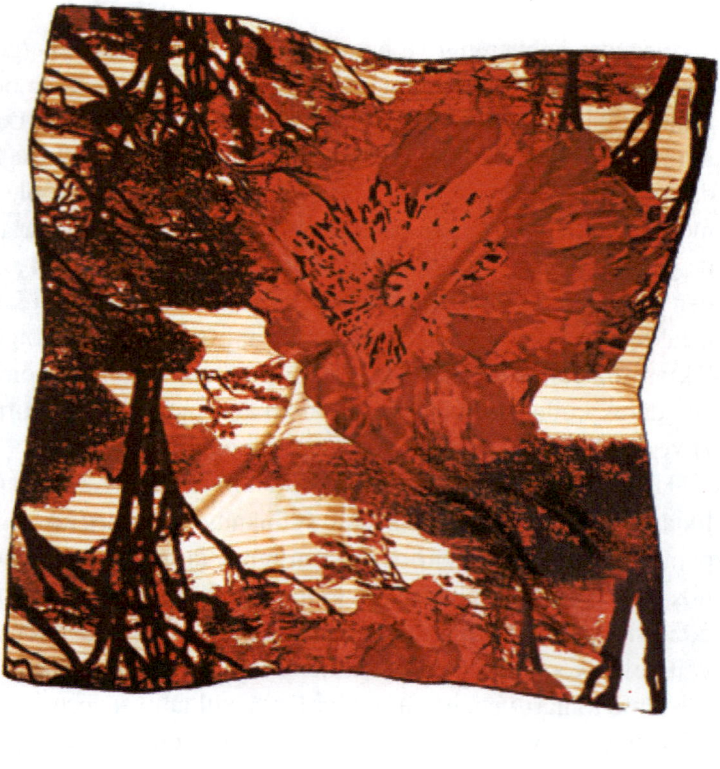

## Örnek 3

## KIRMIZI AĞIRLIKLI EŞARP

Bu renk agresif bir renktir. Kırmızı, renk terapisinde canlandırıcı, savaşa davet edici, hareketlendirici ve sıcaklığı artırıcı olarak görülür. Giyinilen renk aynı zamanda o günkü canlılığınızı da etkiler. Kırmızısı yoğun bir başörtüsü size daha fazla hareketlilik ve ısı getireceğinden ve yüzün tamamını çevreleyen canlı ve dikkat çekici bu ton aynı zamanda **yüze de çok ilgi yoğunlaştır**dığından makyajda çok dikkatli olmalısınız! Bu tip eşarpları kullanırken yüz makyajında net, koyu çizgilerden kaçının. Flu, belli belirsiz ve iyice birbirine harmanlanmış tonlar kullanın ve **2 ton fardan fazla** renk karıştımayın.

Kırmızı ve siyah renkleri yoğun olan bir eşarpla uygun kullanabileceğiniz farlar: Vizon rengi, kırık bej, buzlu toprak renkleri ve kuru yaprak renkleridir. Gölge ton olarak kullanabileceğiniz ton, ruj ve allık seçimi için **renk armoni şemasına** bakın. Sert renkli olan bu eşarpla çerçevelenmiş yüze sürmeli koyu tonda bir göz makyajı tercih edecekseniz ve gözlerinizin şekline güveniyorsanız, ruj olarak sadece renksiz bir parlatıcı seçmenizi tavsiye ediyorum.

Kırmızı-siyah / kırmızı-beyaz kareli yahut desenli bir başörtüsü seçtiyseniz önerim şu: Sadece kirpiklerin maskaralandığı ve hafif bir allıkla yanakların, parlatıcıyla dudakların renklendirirldiği **far**sız bir makyaj tarzı seçin! Fondötenin yarattığı pürüzsüz ten üzerinde, iddialı bir eşarpla sade bir renklendirme modern bir bir tarz oluşturacaktır.

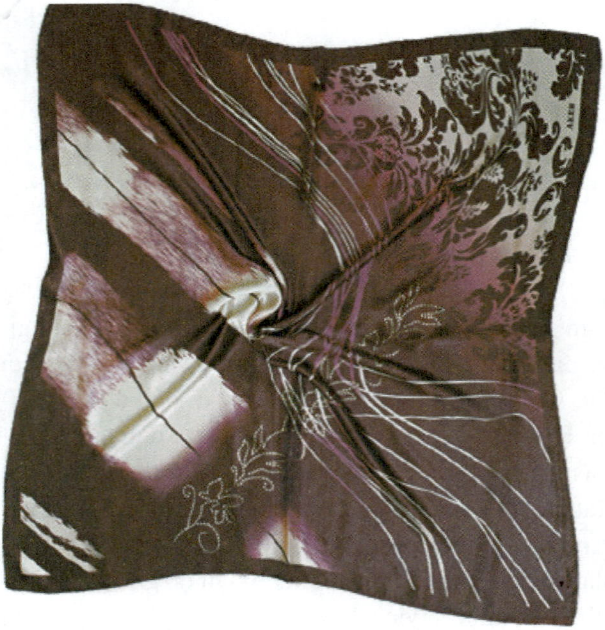

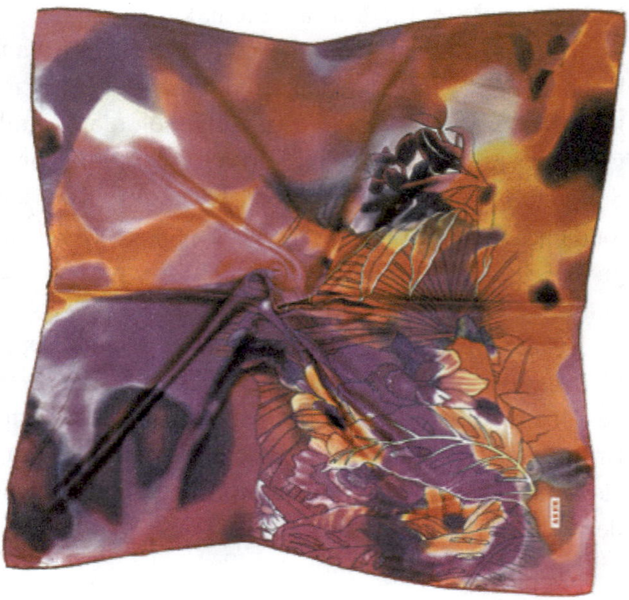

## Örnek 4

## BORDO-MOR AĞIRLIKLI EŞARP

Bordo-mor renkleri hâkim bir eşarpla kullanabileceğiniz far renkleri: mürdüm eriği, vizon, pembe, fuşya ve lavanta olmalıdır.

Buzlu mavi ya da buzlu pembe kalemle alt kirpik dibini belirlerseniz ve lacivert maskara ile göz beyazına belli belirsiz bir porselen maviliği katarsanız makyaj **renk monotonluğundan** kurtulacaktır. Teniniz buğday ya da esmer ise şarap rengi ve mor eşarpları tercih etmemenizi öneriyorum. Sizi solgun renkli gösterebilir, ciltteki sarı rengi vurgular. Tercihinizi pembe-mavi ağırlıklı eşerplardan yana ve siyah-beyaz desenli başörtülerinden yana kullanın. Giysinizi tamamlamak için mutlaka bordo-mor ağırlıklı bir eşarp kullanmak zorunda hissediyorsanız kendinizi, gri, pembe, mavi renkte desenlerin de bordo içinde olduğu bir eşarp deseni seçmelisiniz. Ruj ve allık kombinasyonları için **renk armonisi şemasına** göz atın.

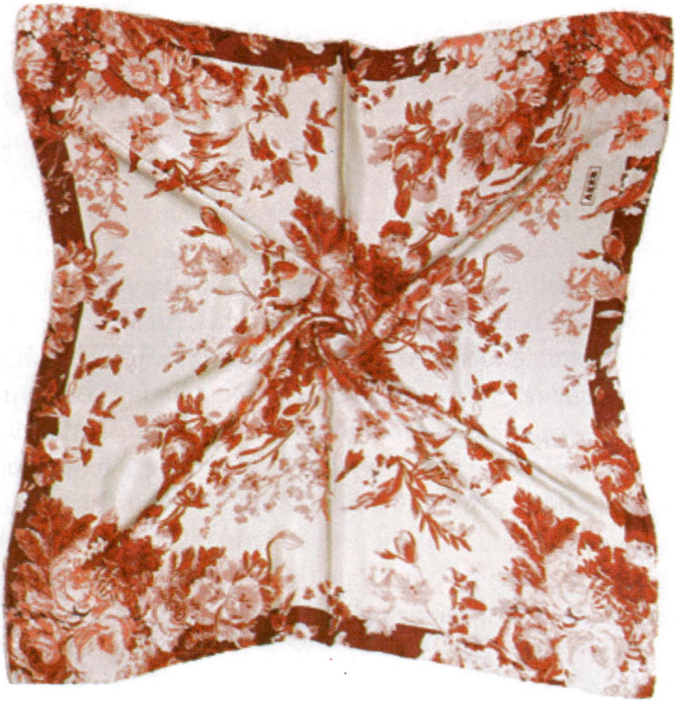

### Örnek 5

## BEYAZ VE ÇOK PASTEL RENKLİ EŞARP

Beyaz ve pastel buz renkli bir eşarpla başınızı örtecek ve tüm yüzünüzü bu tonla çerçeveleyecekseniz unutmayın ki yüzünüze süreceğiniz her renk olduğundan daha yoğunmuş gibi görünecektir. **Pastel** pembe, gül kurusu, bej, sütlü kahve ve gri-mavi farlarla gül kurusu allık ve ruju hatta pembe parlatıcıyı tercih edin. Neşeli renkte, gül, mavi, eflatun gibi bir tonda kalemle kirpik diplerinden gözün çerçevelenmesi masum ve saf bir bakış yaratacaktır. Beyaz da zaten bu sıfatları hak eden bir renktir. Koyu siyah kalem ve kırmızı-taba tonlarında rujlar bu masumiyete zıt bir görüntü yapacağından makyaj da itici durabilir. Ruj ve allık kombinasyonları için yine de **renk armonisi şemasına** bir göz atın.

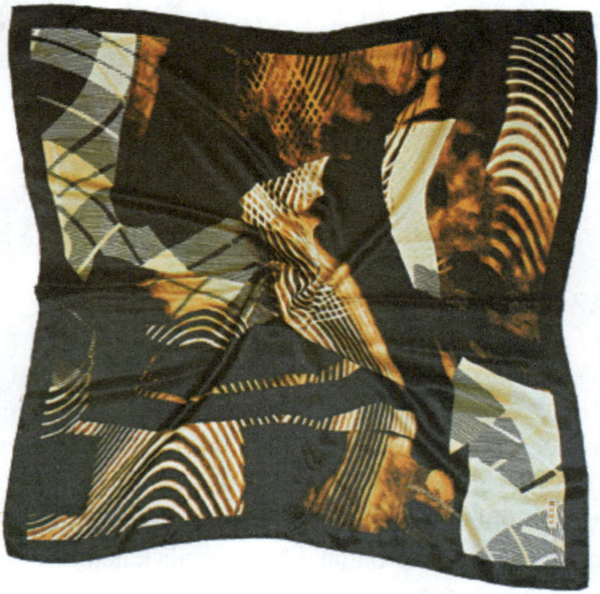

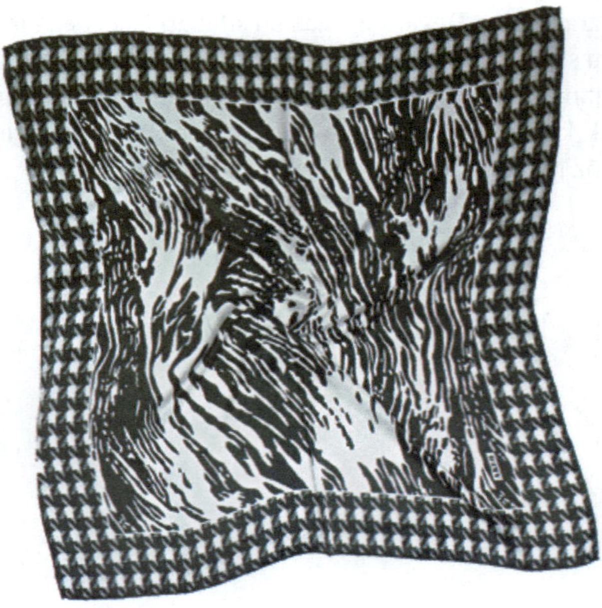

## Örnek 6

## SİYAH RENKTE VE SİYAH AĞIRLIKLI EŞARP

Siyah da kırmızı gibi yüzün tamamını çevrelediğinde **yüze çok dikkat çektiğinden,** makyaj konusunda dikkat ve özel kurallar gerektiren bir çerçeve rengidir. Yüze, sert bir ifade vermeye müsait bir renktir ve **tüm dikkat yüze** odaklandığından, makyajın olması gerektiğinden daha fazla dikkat çekmesine sebep olur. Bu yüzden siyah baş örtüsü için önereceğimiz makyaj renkleri, bu somurtuk ve aşırı sert ifadeyi silmeye yönelik renkler olmalıdır. Eflatun-lila-pembe-buz mavisi-gül kurusu far ve allık seçimi en doğru seçim olacaktır. Canlı pembeler, bej gri ile kombine olarak da kullanılabilir. Ruj ve allık kombinasyonları için **renk armonisi şemasına** bir göz atın. Dikkat etmeniz gereken: rujun çok belirgin olmaması ve canlı tonlardan sadece **neşeli bir pembe** dışında hiçbir rengin kullanılmamasıdır.

Başörtüsü yüzdeki makyaja değen bir giysi olduğundan, fondötenin ardından cildi çok iyi pudralamak gerekir. Gün boyunca hareket eden yanak ve çene yüzünden kumaşa makyaj bulaşabilir. Pudranın ardından eşarbı bağlamadan evvel, tüm yüze makyaj sabitleyici sprey kullanmanız iyi olur. Böylece gün boyu hem makyajınız kalıcı olur hem de eşarbınıza bulaşmaz.

# MAKYAJ AKSESUARLARI

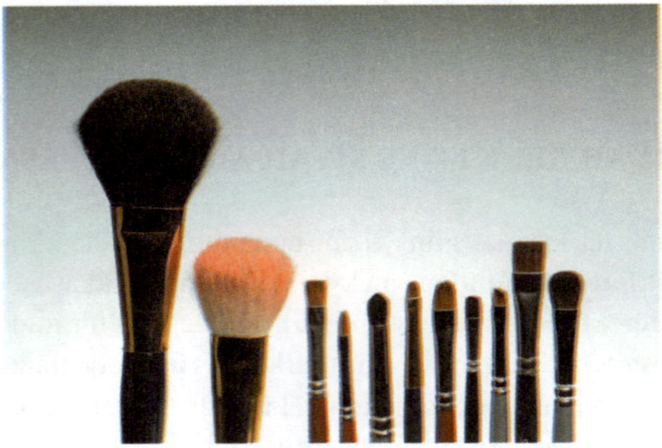

1 2 3 4 5 6 7 8 9 10 11

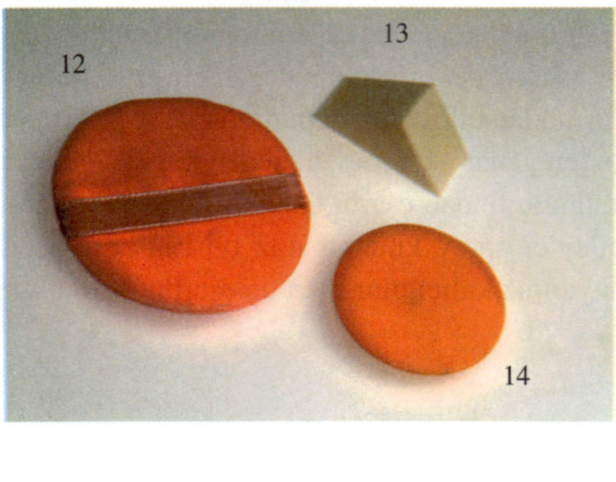

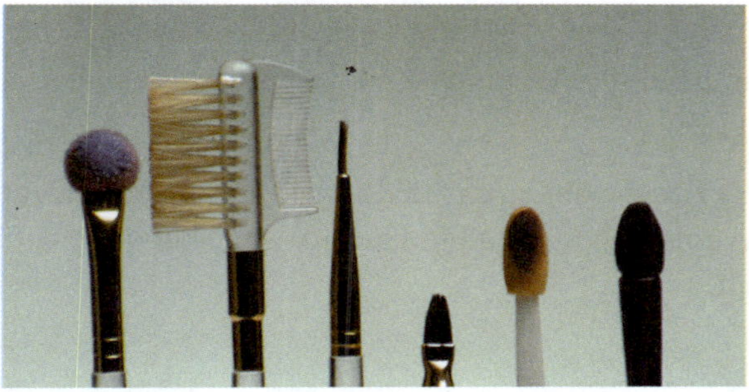

15 16 17 18 19 20

Makyajı lekesiz ve doğal yapabilmek için kullandığınız tüm aksesuarlar ayrı görev için tasarlanmıştır.

Fırçalarınızı sentetik tüylü almayın. Alerji riski fazladır ve cildi çabuk zedeler. Samur fırça uzun ömürlü, dayanıklı ve sıhhidir. Renkle toz zerreciklerini cilde daha iyi yedirir.

Aşağıda hangi fırçanın hangi işlev için tasarlandığını bulacaksınız:

No 2: Allık fırçası:

Yanak genişliğinde olmalı.

No 1: Toz pudra fırçası:

Geniş ve bol tüylü olmalı.

No 6 ve 18: Ruj fırçası:

Ucu yuvarlatılmış yassı tüylü fırçadır.

No 5 ve 11: Göz farını uygulayacağınız fırça:

Yassı, uzun tüylü, yumuşak ve yuvarlak uçlu olmalı.

No 9: Kaş boşluklarını doldurmak için ve kirpik dibine far uygulamak için kullanılan fırça sert, küt ve kısa tüylü olmalı.

No 15, 19 ve 20: Sünger aplikatör:

Gölge yapmak ve far uygulamak için kullanılır.

No 14: Fondöten yaymak için sünger:

Islatılıp, bir kâğıt mendil içinde suyun fazlası alınır. Nemli bu süngerle fondöten cilde küçük darbeler ve silme hareketiyle yayılır.

No 13: Az gözenekli minik üçgen sünger:

Gözaltı kapatıcısını yaymak için ve yüze yapılan gölgeleri fondötene yedirmek için kullanılır.

No 3, 5, 8, 10 ve 11: Gölgelendirme fırçası:

Az tüylü, yumuşak, küt kesimli kıl fırça.

No 7: Aqua fırçası:

Suyla kullanılan farlar için ucu yuvarlatılmış, yassı, yumuşak tüyden yapılmıştır.

No 16: Kaş fırçası:

Kaş üzerindeki pudra, fondöten artıklarını temizlemek için kullanılır.

(Ensiz bir çocuk diş fırçasını da kullanabilirsiniz)

Kaşı yukarı ve dışa doğru hareketlerle fırçalarsınız.

No 12: Pudra ponponu:

Kadifemsi tüylerin yardımıyla yüze eşit ve ince pudra yaymak için kullanılır.

No 17: Eye-liner fırçası ince uzun tüylü, net ve hatasız likit çizgi yapmak içindir.

Ayda bir sabunla yıkanıp çamaşır yumuşatıcısıyla durulanırsa ilk günkü halini uzun süre korur. Kuruturken fön yardımıyla bir diş fırçası kullanarak tüylerin daha kabarık kalmasını sağlayabilirsiniz.

## MAKYAJ ÇANTAMI NASIL OLUŞTURMALIYIM?

Renk uyum tablosundan kendi göz renginize giden tonları biliyorsunuz artık! Makyaj çantanızı oluşturmak için bu **doğru** renklerin değişik tonlarından kendi zevkinize göre seçim yapabilirsiniz.

Gereken asgari malzeme bellidir. Bir makyaj çantasında en az iki ton fondöten, bir fildişi rengi kapatıcı, biri ışık ton diğeri mat gölge ton olmak üzere 3 renk far, şeffaf toz pudra, bir allık, bir maskara, biri gri olmak üzere iki göz kalemi, bir siyah eyeliner, bir ruj kalemi ve biri mat biri sedefli iki ton ruj yeterlidir.

Seçim yaparken gardrobunuzdaki hâkim rengi ve göz renginizi de düşünerek yapın.

Güzellik uzmanları seçim için size yardımcı olmak üzere eğitilmişlerdir. **Danışın.**

Far ve rujları üst üste sürerek **3. bir renk** elde edebileceğinizi düşünerek seçiminizi hem portakal-tarçın hem pembe tonlarından yapın. Eliniz ustalaştıkça yüzünüzde daha ayrıntılı renkler kullanmak isteyecek, gölge ve ışıkları daha düzgün yerleştireceksiniz ve doğal olarak fırça ve malzeme ihtiyacınız artacaktır. Deneme ürününün (tester) teninizde duruşunu ve cilt tarafından **kabülünü görmeden** fondöten ve far almayın! Kutusunda gül rengi görünen bir far, gözkapağınıza sürdüğünüzde (inorganik boyaların ısı ve cilt yağıyla birleşiminde rengi değişebileceğinden) eflatuna dönebilir.

Deneme ürününü mutlaka yüzünüzde hissedin, bakın. Allığı denerken altında fondöten olması rengin duruşunu çok değiştirir. Yüzünüz fondöten sürülmüş ve pudralanmışken üzerinde allık rengini test edip karar verin. Likit far alırken de tıpkı parfüm alırken yapmanız gerektiği gibi, **sürün gidin** ve birkaç saat sonra teninize oturduğunda esas duruşuna bakın. Gözkapaklarınızda çizgi çizgi duran ya da teninizin ısısıyla kokusu dönen bir ürün alıp sonra çöpe atmaktansa, yarın da gidip alabilirsiniz değil mi?

Eye-liner alırken de elinize fırçasını alıp **kendiniz gözünüzde hat yapmayı deneyin**. Bazı ürünlerin fırça ya da ucundaki keçe bölümleri, size kullanmaya alışık olduğunuzdan daha uzun ya da ince gelebilir. Eye-liner ve kalemi kirpik dibine net ve zig zagsız çekebilmeye alışmak için en kolay yol aynayı çene altınıza doğru koyup, **aşağı bakan gözlere çizgi yapmaktır**.

Makyaj çantanızda en kolay telef olacak ürün toz pudra ve allıktır. Toz pudraların kapakları kolay açılır olduğundan en ufak bir sarsıntıda tüm pudrayı makyaj çantasının içine saçılmış şekilde bulabilirsiniz. Bunun için **bir yara bandıyla** iki kapağın birleşme yerini bantlayın. Hem kolay açılıp kapanır hem kapağın sarsıntıdan açılmasını önler. Allıklar da makyaj çantasında en kolay kırılan üründür. Ürünü bir kadife kese ya da kalın bir kumaştan yapacağınız yastık içinde tutarsanız kırılmadan kullanırsınız. Seçkin markalar zaten bu tip ürünleri özel kılıfıyla satışa sunarlar.

# MAKYAJ VE CİLT

Makyajın cildi bozduğu üzerine tartışmalar hâlâ var. Üşengeç ve tembel hanımlar için geçerli olan bu iddiayı size açıklamam gerek. Kirli olan eskir tabii ki... Unutmayın, en güzel makyaj sağlıklı cilttedir! Mantık ve bilimi bir arada düşünebilen herkes makyajın cilde bir zarar vermeyeceğini idrak edebilir. Bunun için size cildin işleyiş tarzından söz etmek istiyorum. Böylece içiniz rahat edecek, dikkat etmeniz gereken tek önemli şeyin **cildi doğru temizlemek** olduğunu görecek ve bu kuşkuyu içinizden atabileceksiniz.

Cilt, yaşadığınız ortamın sıcaklığına, beslenme şeklinize, genetik yapınızla getirdiklerinize, stres oranınıza, su tüketim miktarınıza ve yaptığınız işe bağlı olarak **kuru, yağlı, karma** olarak cinsini belli eder. Cildin hemen altındaki tabakada su tutma yastıkçıkları vardır. Yapısında bulunan yağ salgı bezlerinin de salgısıyla su karıştığında cilt üzerinde kendi doğal koruyucu tabakası oluşur (lipidik örtü). Eğer bu tabaka yetersiz ise cilt korunmasını yapamaz ve savunmasız kalır. Bu da, erken yaşlanmayı getirir.

Cildin alt tabakalarında ona **elastikiyetini veren** destek doku proteinleri vardır. Bunların esneyebilme kabiliyeti aşırı güneşlenmeyle azalır ve cilt buruşmaya başlar. Yaşla beraber bu elastikiyet veren lifler daha az üretilir ve doğal süreç olarak **yaş alan kırışır**! İşte bunun için, kadınlar için üretilen tüm kozmetik bakım kremleri cildin koruyucu tabakasını nemini desteklemeye ve elastikiyet veren liflerin **toparlanmasına** yöneliktir. Cildinizin gündüz korunmaya, gece de beslenmeye ihtiyacı vardır. Bunun için makyaja başlamadan önce **MUTLAKA** cildinizin yapısına uygun bir nemlendirici krem kullanmalısınız. Fondöten sürseniz de sürmeseniz de, kullandığınız fondöten nemlendiricili olsa da olmasa da güne başlarken nemlendirici kreminizle cildi dış etkenlere karşı korumaya almalısınız.

Akşam yatarken cildinizi temizleyici kozmetikle makyajdan arındırdıktan sonra, gece kremi kullanırsanız, tüm beden uykudayken çoğalmak için harekete geçen hücrelerinize kendini yenilemek üzere enerji desteği vermiş olursunuz. Sabah uyandığında gece kremi kullanan kadınların ciltleri kullanmayanlara göre daha sağlıklı ve diridir.

Göz ve boyun bölgeleri, yapı itibariyle çok daha ince ve korunmasız olduğundan ÖZEL BAKIM gerektirir. Açık renkli gözler daha hassas olduğundan göz çevreleri de daha çabuk yıpranır. Kendinize bir iyilik yapın ve doğru makyaj uygulamayı öğrenirken cildinize de önem göstermeye çalışın. Bunun için size gerekli olan malzeme:

- Nemlendirici
- Gece kremi
- Göz çevresi kremi
- (Yaşınız 30'un üzerindeyse) Boyun kremi
- Temizleme jeli, sabunu yahut temizleme sütü ve losyonu

## MAKYAJ NASIL TEMİZLENİR?

Önce cildinizin yapısını belirleyin. Kuru mu? Yağlı mı? Kozmetikler kuru ciltlere daha yumuşak temizleyiciler, yağlı ciltlere daha sökücü ürünler olarak üretilir. Amaç, cildin kendi doğal tabakasına zarar vermeden, sökmeden makyajdan arındırmaktır. Bunun için el sabunuyla yüzünüzü yıkadığınızda çok sökücü olduğundan, cilt gerilir ve kupkuru olur. Sürekli el sabunuyla yıkadığınızda da dengesi bozularak incelir, kurur ve çok hassaslaşır! Kuru ciltler için yumuşak bir arındırıcı olan temizleme sütü ve losyonu tavsiye edilir. Değişik firmaların kremli sabunları, hafif temizleme jelleri de var. Bir uzmana danıştığınızda sizi yönlendirecektir.

Temizleme sütünü avcunuza (bir çorba kaşığı kadar) dökün tüm yüze yayın. Parmak uçlarınızla minik dairesel hareketlerle sütü yayın. Yüzünüzdeki fondötenle süt iyice karışsın. Bir kağıt mendille sütü yüzden temizleyin... Yüzünüzde su hissetmeyi seviyorsanız ve cildinizi temizlenmiş hissetmiyorsanız, bu aşamada yüzünüze su çarpabilirsiniz. Ardından bir pamuğa losyonu döküp, sütün ciltteki gözenekler arasında kalan **son artıklarını** da silin ve gece kreminizi sürün. Losyonlar en çabuk biten temizleme kozmetiğidir. Eğer boş bir sprey şişeniz varsa, bunun içine losyonu doldurup yüzünüze bir kaç püskürtme yapabilir ve ardından kağıt mendille losyonu silebilirsiniz. Daha az losyon harcarsınız, işlevi aynıdır. (Şişeyi içinde bakteri ürememesi için sıcak olmayan bir ortamda saklayın ve 15 günden fazla şişede durmamalı.)

Yağlı ciltlerin sorunu gözeneklerin daha açık olmasıdır. Çünkü yağ salgısı fazladır ve buna uyan cilt gözeneği genişler. Bunun için losyonların içine düşük oranda alkol ve gözenekleri sıkılaştırıcı bitkisel özler ilave edilir. Bunlara **tonik** diyoruz. Toniklerin canlandırıcı ve kan deverânını harekete geçirici özelliği de vardır. Kuru ciltlerin alkollü ürünler kullanmaması gerek tabii ki. Daha da kurur ve alerjikleşebilir.

**Yüz temizleme jelleri** pratik kullanımlıdır. Makyajı temizlemek için yüze bir fındık büyüklüğünde sürülür. Parmak uçları ıslatılarak köpürtülür. Bol suyla durulanır. Ardından mutlaka cildi yatıştırmak için losyonla silinmelidir.

**Göz makyajını** çıkarmak için özellikle "göz için" üretilmiş malzeme kullanmalısınız. Yüzün bu en ince ve hassas bölgesi en ufak bir hırpalanmada kurur ve kırışır. Göz makyajı temizlemek için yağlı petler, jeller ve losyon şeklinde kozmetikler üretilmiştir. Yağlı bir ürünle makyajı temizliyorsanız ardından mutlaka ıslak bir pamukla göz çevresini yağdan iyice arındırın. Çünkü yağ salgısı olmayan bu bölge sabah uyandığınızda yağ yüzünden şişebilir. Göz makyajınızı temizlemek için losyonu bir pamuğa dökün. Önce göz altını içten dışa doğru hareketlerle silin, ardından gözkapağının üstünü far ve maskarayı temizleyin. Gerekirse işlemi temiz bir pamuk kullanarak **iki kez** aynı gözde tekrarlayın. Çünkü kirpik diplerinde kalacak rimel artıkları hem kirpiklerinize zarar verecek hem de gözünüzü git gide her kozmetiğe tepki verir hale getirecektir. Göz makyajını temizledikten sonra mutlaka göz çevresi kremi kullanın ki, temizlenmiş bölgedeki cilt kendini toparlamak için gerekli yatıştırıcıya kavuşmuş olsun. Böylece oluşabilecek minik çizgileri de geciktirmiş olursunuz.

Dudak makyajı da göz temizleme losyonuyla çıkarılır. Dilerseniz süt-losyon da kullanabilirsiniz. Dudak kenarından içe doğru hareketlerle ruju temizleyin, gerekirse işlemi iki kez temiz pamukla yineleyin. Rujunuzu temizledikten sonra bile dudağınızda bir renk kalmış ise, rujunuzu suçlayabilirsiniz! Doğal olmayan boyalarla üretilmiş bu ruju bir daha kullanmayın. Unutmayın, rujlar toksisite (boya zehirlilik) testinden geçmek için kobay tavşanların anüslerinde deneniyor ve tavşancıklar 4-6 denemeden sonra hayatını kaybediyor.

## Ayşenur Yazıcı hakkında

Ayşenur Yazıcı 1958 yılında Elazığ'da doğdu.

İlkokulu Anadolu'nun çeşitli yerlerinde, ortaokulu Paris'te, liseyi Ankara Tevfik Fikret Lisesi'nde, üniversiteyi Fransa'da okudu. Lyon Akademisi Kozmetoloji Bölümü ve Sahne Sinema Sanatları'nı bitirdi.

1983 yılında TRT İzmir'de çalışmaya başladı.

Christian Dior firmasının Türkiye temsilciliğinde 5 yıl teknik müdür ve eğitmen olarak görev yaptı.

Printemps mağazaları'nda reklam ve halkla ilişkiler görevinde bulunduğu yıllarda, geniş çerçeveli kozmetik promosyonlarının Türkiye'de ilk uygulayıcısı ve tanıtımcısı oldu.

1990 yılından beri özel TV'lerde spiker olarak çalışıyor.

Mesleği dalında 50'den fazla ödülü olan Yazıcı, Türk Dil Kurumu tarafından, en büyük unvan olan "Türkçeyi En İyi Kullanan Spiker" ödülüne layık görüldü.

Zülfü Livaneli'nin Şahmeran filminin makyajlarında dünyaca ünlü makyör Serge Mentelet ile çalıştı.

1990 yılından beri çeşitli dergilere güzellik ve kozmetik yazıları, psikolojik testler hazırlıyor; gazetelerde köşe yazarlığı yapıyor.

Epsilon Yayınevi'nden çıkan "Ekmek Arası Hayat", "Bedriye", "Kadınlar Ağlar" isimli kitapları vardır. 2003 antoloji şiir yarışmasında ödül almıştır. Renklerle terapi ve yaşam üzerindeki etkileri üzerinde çalışmaları vardır.

Evrensel enerjiyi kullanma tekniğine dayalı öğreti olan Reiki'de masterdır.

İngilizce ve Fransızca bilen Yazıcı bir çocuk annesidir.